LE DENTISTE
DES DAMES.

IMPRIMERIE DE FAIN, PLACE DE L'ODÉON.

LE DENTISTE
DES DAMES.

PAR JOSEPH LE MAIRE,

CHIRURGIEN-DENTISTE de leurs Majestés le Roi et la Reine de Bavière, de la faculté de médecine de Paris, de l'institut royal des aveugles-nés, des cinquième et dixième dispensaires de la même ville, membre de plusieurs sociétés savantes, nationales et étrangères.

SECONDE ÉDITION,

ORNÉE de quatre gravures en taille-douce, et du portrait de l'auteur; revue, corrigée, et augmentée d'un formulaire pharmaceutique extrait des meilleurs ouvrages, et relatif aux différens remèdes qu'on doit employer pour les nourrices, les enfans en bas âge, et aux préparations dentifrices, etc.

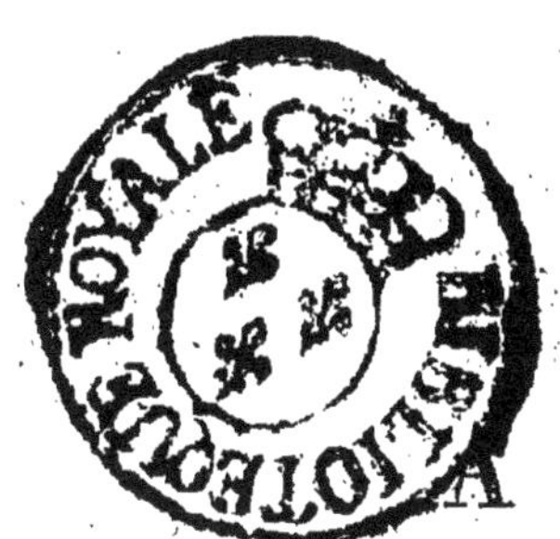

A PARIS,

CHEZ L'AUTEUR, QUAI DE CONTI, N°. 3,

AU COIN DE LA RUE THIONVILLE.

1818.

DÉDICACE.

Mesdames,

C'est en me méfiant de mes lumières que j'ai hasardé d'occuper vos loisirs, non avec d'agréables frivolités, mais avec un ouvrage sans prétention, où je cherche à mériter votre confiance et vos suffrages.

J'ai voulu vous le dédier parce que, dès long-temps animé du désir ardent d'être utile à la plus intéressante portion de l'espèce humaine, je ne pouvais mieux atteindre mon but qu'en vous entretenant d'une des choses les plus essentielles à votre ornement, et surtout à votre santé, sans laquelle toutes les grâces se flétrissent, tous les agrémens s'évanouissent, toutes les prérogatives de la beauté se changent en infirmités repoussantes, en dégoûts de tous les instans, en mélancolie permanente : il s'agit DU SOIN DE VOTRE BOUCHE, DE L'ENTRETIEN ET DE LA CONSERVATION DE VOS DENTS.

Ce n'est point pour vous que j'écris, femmes qui affectez de l'insouciance, afin de vous dispenser d'applaudir à ce qui peut relever les charmes de vos semblables, et poussez le ridicule jusqu'à blâmer le soin même que l'on prend de conserver la beauté, en cachant, par les moyens de l'art, quelques défectuosités physiques, parce que, incapables d'en apprécier les ressources, vous semblez dédaigner de plaire et vous dépouiller, pour ainsi dire, des plus beaux attributs de votre sexe : j'ambitionnerais donc en vain votre approbation comme une récompense de mes veilles.

Ce n'est point pour vous que j'écris, prudes farouches et atrabilaires qui me feriez, pour ainsi dire, un crime d'avoir employé quelques expressions indispensables, que vous appelleriez inconvenantes, et peut-être trop fortes, lorsque, entraîné par l'attrayante idée d'opérer quelque bien, je peins avec vigueur et vérité les dangers qui résultent d'une négligence funeste dans les soins journaliers qu'exige l'essentielle partie que je traite.

Mais c'est à vous que je m'adresse, femmes aimables, sensées, spirituelles et jolies; vous, le plus parfait ouvrage de la nature, qui préférez la beauté, ce don précieux du ciel, à tout autre avantage, et savez l'entretenir avec autant de soin que les vestales entretenaient le feu sacré.

C'est à vous que j'indique, avec certitude d'en être écouté, les ressources de mon art, femmes aimantes, et sensibles aux délices d'une tendre union, parce que votre cœur, s'épanouissant à tous les sentimens durables, vous faites tout pour plaire à l'objet de vos fidèles amours, et ne songez à conserver vos charmes que pour prolonger ses plus pures jouissances et les vôtres.

Vous toutes, à qui j'ose recommander la lecture de cet opuscule, qui n'a de prix à mes yeux que par l'espoir de vous en voir profiter, pénétrez-vous bien de cette vérité :

La beauté en général n'est que la fleur de la santé.

Les femmes ont cependant une toute autre destination, dit M. Boudier de Villemert avec beaucoup de raison ; elles sont créées pour une fin plus noble que celle d'offrir un vain spectacle ; leurs charmes ne sont que l'annonce d'autres qualités plus touchantes : les réduire à la beauté, c'est les mettre presque de niveau avec leurs tableaux. « Mais il faut aux femmes plus que de la beauté pour faire trouver dans leur commerce tous les avantages qu'on est en droit d'en attendre. Il n'en est déjà que trop parmi elles qui, contentes de ce partage, semblent avoir renoncé à tout autre qu'à celui de charmer les sens (1) ».

Il faut avant tout que leurs dents, quoique belles, pour remplir leur destination, soient saines. La plus belle bouche, dégarnie de ses dents, perd bientôt toutes ses formes gracieuses. Les joues,

(1) *L'Ami des Femmes*, page 28.

que ces osselets soutiennent, s'affaissent et se creusent ; les lèvres perdent leur fermeté et leur relief ; le menton s'allonge et se ride ; tous les traits s'altèrent. La voix aussi se ressent de l'absence des dents, et la prononciation, que facilite si bien ce rempart naturel, en modérant le jeu de la langue et en tempérant ses mouvemens, devient gênée et déplaisante ; la salive, qui n'a plus de digues pour la contenir, s'échappe et produit des désagrémens, qu'on supporte à peine chez les vieillards.

Quoi de plus ravissant qu'une belle bouche, lorsque, s'entr'ouvrant avec une grâce inexprimable, elle sert d'organe à la volupté, qui semble s'en échapper pour s'emparer de tous les sens !

Là se module un son plein de douceur,
Là sont formés des accens enchanteurs,
Mots emmiélés, paroles engageantes,
Appâts des sens et délices des cœurs :
C'est encor là, qu'ennemi des langueurs,
S'épanouit le fin et doux sourire ;
Tout s'embellit au charme qu'il inspire ;
Le ciel ouvert devient calme et serein,
On croit errer au beau verger d'Eden.

WATELET, *Traduction d'Arioste*.

Je citerai encore ce qu'on trouve à ce sujet dans la charmante *Encyclopédie de la beauté* : « Les autres charmes sont purement matériels : une jolie bouche a quelque chose de divin : elle est l'interprète des âmes, la confidente des cœurs ; elle seule peut faire l'aveu d'un tendre amour, en recevoir les hommages, en donner les preuves les plus délicieuses.

» C'est encore sur la bouche que se forme l'aimable sourire. Le sourire est un des charmes les plus puissans des belles. C'est leur langage le plus expressif ; langage muet qui dit tant de choses !

» Le dessin exact et précis de la lèvre supérieure a fourni aux peintres et aux sculpteurs de l'antiquité le dessin de l'arc du fils de Vénus, dessin qui a passé jusqu'à nous. La bouche d'une jolie femme n'est-elle pas, en effet, l'arme la puissante de ce Dieu malin qui, comme le disait une dame de beaucoup d'esprit, sait soumettre le sexe le plus fort à l'empire du plus faible ? Oui, la bouche est véritablement l'arc de l'amour ; et de tous les traits que décoche cet être divin, le sourire n'est-il pas le plus pénétrant » ?

Puisse, mesdames, ce petit ouvrage servir à vous convaincre de tous les avantages de la beauté, des devoirs qu'elle impose, et des soins auxquels elle assujettit, précisément parce qu'elle est l'indice de toutes les perfections ! Eh ! comment, sans ces perfections, pourrait-elle exister, puisqu'elles sont un de ses premiers, comme un de ses plus utiles attributs ?

INTRODUCTION.

Beautés que la nature enfanta pour sa gloire,
Sans ce bel ornement de corail et d'ivoire,
Où folâtrent les jeux, le plaisir et l'amour,
Charmeriez-vous les yeux et les cœurs tour à tour?
Ces perles qu'arrangea dans une bouche aimable
Le petit dieu malin qui commande en vainqueur,
Trouveront dans mon art un secours favorable,
Si jamais quelque tache en ternit la blancheur.

On a beaucoup écrit sur le chapitre des dents, soit comme ornement naturel inséparable de la beauté, soit comme premier instrument de notre entretien nourricier.

Mais ce n'est point avec des ouvrages volumineux qu'on peut réveiller l'attention des hommes sur un de leurs plus précieux avantages, tandis que, pour le conserver, ils montrent une indifférence inconcevable. Cependant, cet objet intéresse à la fois la propreté, la santé, le repos qu'on n'obtient que par l'absence de la douleur et les soins les plus assidus.

On ne saurait donc y revenir trop souvent. Mais ceux qui, par état, s'en occupent avec le désir ardent d'être utiles à l'humanité, doivent, en traitant ce sujet, être brefs et concis, pour ne pas courir le risque d'effrayer la paresse de ceux qui ont le plus besoin d'instruction à cet égard, et d'être, presque à leur insu, bien guidés dans ce qu'ils veulent faire. On ne s'est point, je le pense, encore accordé sur ce qui constitue véritablement la BEAUTÉ. Les diverses manières de voir et de sentir doivent en rendre la définition exacte très-difficile à donner. Toutes les parties qui composent le visage varient à l'infini dans leurs formes: ce qui empêche de croire qu'on ait encore pu clairement expliquer, définir et décrire comment leur assemblage produit ce qu'on est convenu d'appeler une belle, ou une laide figure; de sorte qu'on serait presque tenté de dire que la *beauté* n'est proprement regardée, déterminée comme telle, que par une sorte de convention générale tacite, mais vague, selon les divers climats ; car un front étroit, de grosses lèvres, un nez épaté, qui sont chez les Africains, dont presque tous ont de la laine à la place de cheveux, des signes de beauté, sont chez nous des signes de laideur. Mais les dents, chez tous les peuples de la terre, sont réputées *belles*, lorsqu'elles sont blanches, bien rangées, complètes et solides. Leur beauté, dans tous les pays, n'est point une affaire de convenance, d'opinion, de caprices ou de coquetterie.

La nature, lorsqu'elle les fait belles, a pris partout le même soin de les enchâsser dans des gencives couleur de rose ; et le vermillon des lèvres, chez la plus grande partie des individus, en rehausse, en fait ressortir encore la blancheur.

Non-seulement elles sont un ornement, mais encore un instrument de la santé. La plupart des hommes semblent pourtant ignorer cette incontestable vérité !

Cependant, en y apportant la plus

légère attention, ils se convaincraient que les dents sont absolument nécessaires à l'entretien de l'économie animale, puisqu'elles sont destinées à l'une de nos principales fonctions. On n'attache pas assez d'importance aux trente-deux instrumens solides qui forment ce que j'appelle, quoi qu'on puisse en dire, *le moulin de la vie*. Combien de dents rompues par des imprudences ! On s'amuse à casser jusqu'à des noyaux de pêches avec les dents (1); et l'on se prive, sans pouvoir y remédier, de celles qui servent le plus à la trituration des alimens, et,

---

(1) L'ENFANT ET LA NOIX.

FABLE.

Fanfan vit une noix dans le fond d'une armoire.
De ce fruit il était friand ;
Il s'en empare au même instant,
Comme il est aisé de le croire ;
Mais en cassant la noix, ô fatal accident !
Mon drôle se casse une dent ;
Et la maudite noix se trouve encore véreuse.

O volupté douce et trompeuse,
Voilà ce que ton charme opère trop souvent.

par conséquent, aux faciles digestions de l'estomac, qui n'est, on peut le dire, que l'agent secondaire et conservateur de la santé, puisque, privé du travail préparatoire de la mâchoire, et ne recevant que des alimens mal broyés, toutes ses fonctions sont pénibles ; ce qui use à la longue ses ressorts, lui ôte ses forces digestives, et ne lui laisse que la débilité à la place de cette vigueur, de cette activité auxquelles ne peuvent ensuite suppléer tous les restaurans, ni tous les toniques. *C'est être ennemi de sa vie que de ne pas bien mâcher.* Ceux qui ont de bonnes dents, et qui ne mâchent pas assez leurs alimens, peuvent profiter de cette leçon. Mais, que dire à ceux qui en ont de mauvaises? C'est de se garantir, à force de soins, de les avoir telles, puisque une bonne mastication est si nécessaire à la santé (1).

Il a tout, il a l'art de plaire ;
Mais il n'a rien, s'il ne digère (2).

---

(1) *Vieil adage des médecins arabes.*
(2) VOLTAIRE.

Il faudrait qu'on fût fortement persuadé que le mauvais état des dents, ou leur destruction entraînent, tôt ou tard, l'affaiblissement de l'estomac. Mais on ne s'aperçoit du besoin qu'on a de ce précieux agent, que quand il commence à manquer ; et c'est alors seulement qu'on peut faire entendre à ceux qui se plaignent des maux qui en proviennent, que le rapport entre les dents et l'estomac est bien moins étranger qu'ils semblent le croire.

Sans doute, la mauvaise qualité des dents ne saurait motiver les reproches qui ne sont dus qu'à ceux qui les négligent. Telles personnes naissent avec des dents fragiles, comme avec un estomac débile, une constitution cacochyme et rachitique. Cet état demande encore plus de soins ; et, si on ne peut pas toujours prévenir leur ruine, ces soins servent du moins à la retarder : ce qui est une consolation, une fâcheuse privation de moins pendant quelques-unes de nos plus belles années.

J'écris principalement pour toutes les personnes qui, pourvues de belles et très-bonnes dents, sont assez peu amies d'elles-mêmes pour en négliger les avantages extérieurs.

N'est-il pas triste d'avouer qu'il faut que les dents que nous avons négligées, nous forcent à sortir de notre apathie, par des douleurs aiguës, pour nous avertir de l'excès de notre négligence, et nous décider à racheter, sans délai, notre repos, par le sacrifice de celles qui le troublent?

Nous ne nous affligeons de leur perte, que par la difformité trop visible qu'elle occasione; tandis que ce n'est pas la seule chose qui devrait nous les faire regretter. Notre amour-propre s'afflige et s'irrite, quand ce devrait être l'amour de nous-mêmes qui aurait à en gémir et à s'en effrayer encore plus. Ne prenons-nous pas trop facilement la résolution de supporter cette difformité, sans nous occuper des inconvéniens souvent graves qui en sont la suite? Si l'on hésite à croire que la vigueur de l'estomac, véritable base de toute la machine, dépend beaucoup de la bonne qualité des instrumens de la trituration, au moins devrait-on être plus soigneux de leur conservation, par le seul désir de ne pas perdre l'avantage extérieur auquel celui d'avoir un bon estomac, ce qui est le plus essentiel, est subordonné.

Un homme habile, en écrivant sur cette matière, a dit très-ingénieusement: « On a fait autrefois la fable de l'estomac et des membres : si on faisait aujourd'hui celle de l'estomac et des dents, oh ! combien les torts de celles-ci fourniraient de griefs à l'autre ! »

Le même attribue, avec raison, une grande partie des maladies dont on ignore la cause, aux impuretés que la salive d'une bouche malpropre charrie dans le sang, en les y portant avec la mastication, ce qui forme à la longue un mauvais chyle, toujours funeste à la santé.

Sans compter les imprudences qui font abuser des bonnes dents, le peu de soin qu'on en prend, comme si on se croyait dispensé d'être reconnaissant envers la nature qui nous les donne avec plus de de profusion que les autres parties dont le merveilleux assemblage compose notre frêle machine, contribue à nous en priver bien avant le temps où nous sommes forcés de la rendre aux divers élémens dont elle se compose.

L'homme abuse tellement de tous les dons que lui ont fait avec libéralité les Destins, qu'il en est souvent prodigue, ou qu'il ne songe guère à les conserver. Cela est si vrai, qu'il me sera permis de dire que, si nous avions trente-deux yeux, comme nous avons trente-deux dents, il ne serait pas surprenant de voir des insensés en hasarder plusieurs, avec autant de légèreté et d'indifférence que leurs dents. Ne voit-on pas des étourdis qui ne craignent point de s'en priver, par des fanfaronnades et des extravagances encore plus révoltantes que cette insouciance, qui suffit pour faire supposer qu'on n'y attache aucun prix?

On a grand soin d'un bijou, on craint de déranger les rouages d'une montre, on fait réparer un beau meuble; et, pour des choses aussi précieuses que les dents, on a une sorte de dédain qui ressemble à celui des plus stupides animaux.

J'ai vu un jeune homme de vingt ans qui avait de très-belles dents, se casser toutes celles de devant, en pariant qu'il jetterait par-dessus sa tête une chaise qu'il prit avec ses dents, par une des traverses du dos, pour exécuter ce beau tour de force. Un autre encore plus imprudent, et qui se fit monter par une fenêtre en mordant dans un drap, à l'aide duquel on le hissait, perdit, à une certaine hauteur, les quatre incisives, et se cassa une jambe en tombant. D'autres s'amusent aussi à broyer des verres à boire entre leurs dents, et se mettent la bouche en sang. *O servum pecus!* Oui! si je pouvais persuader à cette foule d'indifférens qui se respectent si peu, qu'on dirait que leur vie est une bravade perpétuelle, et qu'ils narguent l'éternel ouvrier dont ils la tiennent, que la perte d'une dent est un malheur réel, puisque c'est une chose irréparable ; je réussirais sans doute à préserver, avec le secours et le langage de la raison, le plus grand nombre de cette funeste apathie contre laquelle, comme dentiste, et encore plus comme ami de l'humanité, je veux m'élever avec force : « *Mas vale un diente que un diamente*. Une dent vaut mieux qu'un diamant (1). »

En traçant principalement ces lignes pour le beau sexe, il m'a paru convenable que, suivant la marche méthodique qui s'est naturellement présentée à mon esprit, je m'adressasse d'abord *aux jeunes personnes* arrivées à l'âge où elles commencent à sentir le désir de plaire, et par conséquent que je les invitasse à suivre le précepte d'Ovide, qui, dans son *Art d'aimer*, leur dit : « *Que votre bouche*

---

(1) *El conservator de la dentura y de los ninos en la denticion. D. Ventura de Bustos, cirujano dentista de la Corte.*

soit toujours propre, vos dents blanches et nettes ; faut-il vous recommander de ne point laisser ternir leur émail ? etc. »

Mais, comme la plupart de celles auxquelles cette leçon d'un des plus aimables poëtes de l'antiquité s'adresse, n'ont pas eu le bonheur d'avoir des mères assez prévoyantes pour les préserver des maux et des difformités auxquels elles sont sujettes, sans qu'on puisse les leur reprocher à elles-mêmes, et qu'elles sont arrivées au moment de figurer dans les sociétés où elles doivent débuter, avec les désavantages dont on ne peut accuser que leurs mères, j'ai cru très-important de commencer par faire sentir à celles-ci tous les dangers de cette fatale imprévoyance, ou de cette faiblesse répréhensible; c'est ce qui fera le sujet de mon *premier chapitre*, et m'a convaincu qu'il était nécessaire de donner des développemens succincts aux précautions à prendre relativement aux nouveau-nés, et lorsque la première dentition s'annonce.

Dans le *second*, je m'étends spécialement sur cette seconde dentition, sujet important duquel, presque exclusivement, je me suis occupé depuis quinze ans.

Dans le *troisième*, je m'appesantis sur les soins scrupuleux qu'on doit avoir de la bouche des *enfans*, dans les pensions où ils sont trop souvent négligés au détriment de cet organe et de leur santé. Ce que j'y recommande peut s'appliquer, à beaucoup d'égards, à ceux qui restent chez leurs parens.

Dans le *quatrième*, je parle du soin que les *jeunes personnes* doivent avoir de leur bouche, depuis l'âge de quatorze ou quinze ans, jusqu'à ce qu'elles soient mariées.

Dans le *cinquième*, je m'adresse aux *femmes mariées*, et je les engage à réfléchir sérieusement sur des détails raisonnés qui, quoique en apparence étrangers à mon sujet, s'y rattachent cependant de manière à ce qu'elles sauront les apprécier au profit de leur santé et de la félicité domestique dont elles peuvent et doivent jouir.

Dans le *sixième*, en parlant aux *femmes âgées*, je m'y prononce avec force, en me permettant un épisode qu'on voudra bien me pardonner, sur l'intérêt et le respect qu'elles doivent inspirer, en dépit des infirmités auxquelles le temps, en nous vieillissant, nous condamne tous indistinctement. Je m'attache ensuite à leur prouver qu'il faut surtout, dans la vieillesse, avoir la constance et le courage de lutter contre cette puissance occulte qui dégrade insensiblement ce qu'elle s'était plu à opérer de plus parfait, pour qu'elles se garantissent jusqu'au terme fatal, d'une foule d'incommodités et de maux que le dégoût de la vie, ou l'affaissement des facultés animales qui en sont la suite, amènent et prolongent.

Dans le *septième*, je combats les préjugés qui s'opposent à l'emploi, si souvent utile, des dents artificielles, et j'en démontre jusqu'à l'évidence l'avantage, lorsqu'elles sont fabriquées, choisies, solidement ajustées par une main habile : de sorte qu'on puisse s'y méprendre en les croyant vraiment naturelles ; car c'est en cela principalement que consiste le grand art, et ce qui fait le désespoir des frondeurs et du charlatan.

Dans le *huitième*, je fais sentir à quels dangers, pas assez connus, et pas assez redoutés, s'exposent les femmes, notamment les plus délicates, qui, trop asservies à l'empire de la mode, dans un climat dont la température est, en un seul jour, aussi variée, aussi inconstante que celle du nôtre, courent le risque de passer du sein des plaisirs, dans les bras de la mort.

Dans le *neuvième*, enfin, je donne des préceptes généraux à suivre.

J'ai ajouté, pour terminer cette seconde édition, un *formulaire pharma-*

ceutique qui manquait à la première, et qu'on m'a paru désirer. On sera satisfait d'y trouver plusieurs moyens salutaires à employer dans beaucoup de cas, pour lesquels on ne peut appeler, et même se procurer ni médecin, ni dentiste.

LE DENTISTE DES DAMES.

CHAPITRE PREMIER.

Des soins que les mères doivent avoir de leurs enfans nouveau-nés, jusqu'à l'âge de deux ans.

> Comment les méconnaître? Avec notre existence,
> De la femme pour nous le dévoûment commence.
>
> LEGOUVÉ, *Mérite des Femmes.*

LE grand but de la nature est la reproduction des êtres qui doivent perpétuer les espèces et les empêcher de s'éteindre. L'invincible et puissant attrait qui rapproche les deux sexes, qui les fait se rechercher avec ardeur, et auquel tout ce qui respire est soumis, tend constamment à propager les races, à multiplier les familles.

On reconnaît dans tout le doigt d'une prévoyance divine.

Chez les animaux, au-dessus desquels l'homme qui domine sur ce globe, élève sa tête orgueilleuse et raisonnante, le soin de la progéniture semble exclusivement réservé à la mère, surtout parmi les quadrupèdes ou vivipares. Les petits, abandonnés à eux-mêmes et délaissés par elle, périraient bientôt, faute de pouvoir recevoir des secours du père, qui ne sait pas plus qu'ils existent qu'il ne s'inquiète de pourvoir à leur nourriture, au soutien de leur enfance, ou de les défendre jusqu'à ce que, devenus assez forts, ils puissent se séparer sans danger de la mère, vivre sans appui, chercher leur nourriture, s'assortir dans la saison favorable à leurs amours, et sentir impérieusement à leur tour le besoin de se reproduire.

Chez les oiseaux, au contraire, les petits ont, pour soutiens mutuels de leurs premiers jours, le père et la mère. Il est facile d'expliquer cette distinction remarquable.

Les ovipares femelles, n'ayant point de mamelles, et par conséquent point de lait, obligées de nourrir leurs petits avec ce qui a déjà séjourné dans leur estomac, comme le grain qu'elles regorgent, ou tout autre aliment, peuvent aisément être suppléées par le mâle, excepté quelques espèces cependant, dont les petits, pouvant courir au sortir de l'œuf, et manger en naissant, comme les poulets, les canards, les perdreaux, les cailleteaux, etc., etc., ne peuvent être guidés, protégés, garantis d'attaques que par la mère.

La mission des mères, dans toutes les espèces sur la terre, est donc plus importante, plus précieuse, plus merveilleuse que celle des pères. Le lait dont elles sont en grande partie pourvues, est donc le plus beau présent que la nature aît donné aux mammifères, qui portent en tous lieux avec elles cette douce et intarissable liqueur, la plus saine et la plus bienfaisante nourriture de leurs petits.

La couleur seule de cette substance qui s'élabore à mesure qu'elle s'échappe de ses réservoirs, et qu'on peut appeler la véritable quintessence du sang, entretenu lui-même par les sucs épurés des alimens, invite à la pomper, à s'en délecter à sa source. C'est, pour l'espèce humaine, le nectar égal à celui des dieux, le nectar des mortels offert par la tendresse active pour les fortifier, les soulager, les réjouir en entrant dans la route escarpée de la vie.

M. Petit-Radel dit que:

Le même lait, pourtant, ne convient pas à tous:
Aussi l'on doit choisir les diverses femelles
Dont cette liqueur pure a gonflé les mamelles.

Plusieurs offrent un lait aussi léger que doux :
Tels la fière jument, le troupeau d'Arcadie,
La chèvre au pied léger : mais c'est dans nos guérets
Que la vache féconde en puise un plus épais.
Nul autre, cependant, avec plus d'énergie,
Ne réussit à rendre un mourant à la vie,
Que celui qu'une femme épanche de son sein,
Nectar vraiment ami des sucs du corps humain.

Traduit de l'Hygiène latine en vers français.

Qui pourrait expliquer et peindre en traits de feu la tendresse des mères, même chez les animaux ; leur colère, leurs fureurs, leur courage, quand il s'agit de garantir leurs rejetons ? sinon que c'est un moyen de plus, employé par la nature pour atteindre le but de la conservation des êtres.

Les mères qui tiennent aux plus faibles espèces, se lamentent, se laissent périr de besoin en perdant leurs petits. N'étonnent-elles pas par leur intrépidité plus que le mâle à les protéger, à les défendre ? La perdrix poursuit le chien qui menace leur vie ; la poule devient furieuse. Les tigresses, les hyènes, les lionnes n'ont-elles pas pour eux un excessif et admirable attachement maternel ? Ne perdraient-elles pas cent fois la vie, plutôt que de fuir et de la laisser ravir aux faibles rejetons que leurs flancs ont portés ? Malheur à ceux qui attenteraient à la liberté ou à l'existence des enfans de ces mères affectueuses, quoique sauvages et féroces !

La Femme, qui s'élève comme une souveraine au milieu de cette multitude brute de mères diverses ; la femme, cette créature privilégiée, dont les nobles et voluptueuses formes empruntent leur majesté de celles de l'homme, n'a point d'égale dans le vaste cercle des êtres vivans, et plane au-dessus d'eux tous. Fière d'avoir donné l'existence à celui qui fut fait à l'image de la divinité, elle le porte avec orgueil dans ses bras, et lui tend le beau sein qui le désaltère, sans qu'il soit obligé de ramper pour aller le saisir. Les soins qu'elle lui prodigue sont au-dessus de tous les soins ; sa tendresse au-dessus de toutes les tendresses. Toutes les affections, toutes les caresses des autres, émanées du seul instinct qui les dirige et les anime, sont uniformes et machinales ; celles de la femme, excitées par un sentiment supérieur, sont exquises et variées, selon le degré de malaise ou de calme, de douleur ou de santé, d'affaiblissement ou de vigueur de l'enfant qu'elle ne quitte plus jour et nuit, qu'elle arrose de larmes d'amour, ou qu'elle couvre de baisers vivifians.

« La position extérieure et élevée de cet organe dans la femme était la plus convenable à un nourrisson qui, ne pouvant plus puiser sa substance au dedans de la mère, ni la prendre de lui-même au dehors, était destiné à être porté vers elle : position admirable, qui, en tenant l'enfant sous les yeux et dans les bras de la mère, établit entre eux un échange intéressant de tendresse, de soins et de caresses innocentes, qui met l'un à portée de mieux exprimer ses besoins, et l'autre, de jouir de ses propres sacrifices, en en contemplant continuellement l'objet (1). »

Otez à un enfant le lait de sa mère, vous vous exposez à le perdre. C'est dans ces vases féconds et moelleusement arrondis, qu'il aime à presser de ses petites mains, en les caressant d'un œil jaloux, comme s'il craignait qu'on les lui ravisse, qu'il puise les trésors d'une seconde vie.

Une mère est donc bien précieuse pour celui qui est fortement pénétré de tout ce qu'il doit à la sienne! Formé de sa substance dans

---

(1) *Système physique et moral de la femme*, par Roussel, page 101 et 102.

le sein qui l'a conçu et porté neuf mois ; formé une seconde fois, quand il en est sorti, de la plus pure portion de son sang, ne lui doit-il pas doublement la vie? Ne doit-il pas la chérir, l'honorer, la respecter jusqu'au dernier soupir? La première fois, c'est au prix des douleurs qu'elle l'enfanta ; la seconde, c'est souvent au prix de sa santé : privée du repos, des plaisirs, les veilles, les soins, les fatigues, les dégoûts, les angoisses, n'ont rien été, parce qu'elle a voulu *tout-à-fait être mère*, plutôt que de ne pas remplir une tâche sublime, en s'imposant les plus tristes et les plus pénibles privations.

Vertueuses et sensibles mères, vous seules pouvez sentir et savoir qu'il n'est pas dans la nature qu'une nourrice étrangère, quelque honnête et bonne qu'elle soit, puisse jamais vous remplacer dans les fonctions touchantes que vous ne dédaignez pas, afin de soustraire le fruit de vos chastes amours à des mains mercenaires, et de ne pas vous exposer à voir couler dans leurs veines un sang impur, dont le mélange avec le vôtre l'eût peut-être dénaturé de manière à n'être plus digne de vous ; car, qui sait si, en changeant le sein maternel pour un autre, les penchans d'un enfant, d'honnêtes qu'ils auraient été, ne deviennent pas dépravés, par cela seul qu'il s'est abreuvé à la coupe des vices, en en puisant le germe dans un lait étranger à sa nature, et dont la maligne influence, malgré l'éducation, peut se faire apercevoir dans tout le cours de sa vie?

« En puisant la nourriture dans une source étrangère, ce fils, à qui vous pensez avoir transmis le courage et la magnanimité de ses aïeux, ou la tendresse et la compatibilité qui font votre partage, vous donnera peut-être lieu, un jour, de vous apercevoir de votre erreur. Les qualités du cœur, n'en doutez pas, se transmettent avec l'aliment de la vie. Eh! qui a mieux senti cette vérité que Virgile, lorsqu'il fait dire à l'infortunée Didon, qui avait employé tout ce que la tendresse peut suggérer à un amour non satisfait pour fléchir Énée, et le détourner de son départ : »

Non, ta mère jamais ne fut une déesse,
Perfide époux, ni ton père un Troyen.
Le Caucase en fureur t'a vomi de son sein,
Et ta bouche a sucé le lait d'une tigresse (1).

« Diodore de Sicile rapporte que la nourrice de Néron était fort adonnée au vin, vice

(1) *Essai sur le Lait*, par Petit-Radel.

qui fut la première cause des fureurs de cet empereur. Celle de Caligula, dit le même auteur, se frottait les mamelles de sang. On a toujours remarqué que l'humeur et les qualités des nourrices passaient aux enfans avec le lait; delà les fictions qui font nourrir Romulus, Télèphe, Pylias, Egisthe, par des animaux dont elles leur prêtent le caractère (1). »

« Tous les animaux faits pour nourrir leurs petits ne se reposent point d'un soin si cher sur d'autres; une espèce dans laquelle le père et la mère ne montreraient de l'ardeur que pour engendrer, et se déroberaient à l'obligation d'en nourrir les fruits, seraient une dissonance dans la nature.

» Cela ne choque pas moins l'ordre de la société, où chacun a ses fonctions à exercer, et où chaque sexe est lié par des obligations particulières. Il semble donc qu'une femme n'a droit à tous ses avantages que cette société procure à ses membres, que quand elle a rempli tous ses devoirs, et elle n'a fait que la moitié de sa tâche lorsqu'elle ne nourrit point l'en-

---

(1) *L'Ami des Femmes*, ou *Morale du Sexe*, chapitre X. *De l'Education des Enfans*, page 193.

fant qu'elle a mis au jour. Elle n'est bien digne du rang qu'elle y occupe que lorsque, après en avoir fait l'ornement par ses charmes, elle a contribué à en augmenter la force, en lui donnant des citoyens vigoureux et sains, qui aient reçu d'elle, avec le lait, l'exemple d'un violent attachement aux devoirs sacrés qu'elle impose (1). »

Je ne retracerai point les dangers multipliés de l'allaitement mercenaire, ni les tableaux effrayans qu'en ont fait, dès long-temps, des hommes justement célèbres, parce que ces tableaux doivent être connus.

Cependant, il faut avouer que depuis nombre d'années, grâces aux leçons énergiques et persuasives de l'auteur d'*Émile*, et de bien d'autres amis de l'humanité, presque toutes les mères bien constituées, dans quelque condition qu'elles se trouvent, se font gloire d'allaiter leurs enfans; ce qui n'a pas peu contribué à augmenter prodigieusement la population actuelle dans tous les états où l'on a pareillement admis, comme d'un commun accord, la vaccine.

---

(1) *Système physique et moral de la Femme*, par Roussel, pages 211 et 212.

Mais il existe malheureusement beaucoup de femmes qui, par un vice de conformation, sont hors d'état de nourrir elles-mêmes leurs enfans, ou par mille autres causes que je me dispense de développer, pour ne pas m'écarter du cercle que je me suis tracé, et dans la crainte d'affliger celles qui sont forcées de confier ce qu'elles ont de plus cher à des mains étrangères. C'est donc à vous, mères que rien n'empêche de nourrir vos enfans, que mes préceptes doivent directement s'adresser; puissent-ils vous être aussi profitables que j'ai de plaisir à vous les donner!

Quæ lactat mater magis quàm quæ genuit.

Celle qui allaite est plus mère que celle qui conçoit.

PHÈDRE.

M. Deleure fils, chirurgien ordinaire du roi, va plus loin :

« Si les femmes dit-il, faisaient attention aux avantages qu'elles retirent de l'allaitement, elles mettraient en parallèle la bonne santé, la force, la gaieté des mères nourrices, avec l'état de langueur, d'anxiété, de maladie qui tourmente continuellement celles qui ne nourrissent pas; elles verraient sans peine la différence. Les premières sont exemptes de toutes incommodités ; la sécrétion du lait se faisant chez elles selon l'ordre de la nature, elles n'ont plus d'ennemis à craindre. Les autres éprouvent des accidens qui, s'ils ne les mettent pas au tombeau dans le printemps de leur âge, leur font traîner une vie languissante, plus douloureuse, plus terrible que la mort même (1).

« L'on verrait bien moins de migraines, de vapeurs et d'autres accidens, s'il y avait plus de nourrices en ville (1). »

« C'est la tâche d'une femme saine et bien constituée, et une telle femme ne peut point se dispenser des fonctions de l'allaitement sans s'exposer à rougir à ses propres yeux, sans mériter l'humiliation qu'endura la mère de ce jeune Romain, frère naturel des Gracques, qui, au retour d'une expédition militaire, offrit à sa nourrice des présens plus magnifiques qu'à celle qui lui avait donné le jour. Ma mère, lui dit ce tendre fils, vous m'avez porté neuf mois dans votre sein, assez à votre aise ; aussitôt que vous m'avez vu vous m'avez abandonné ; ma nourrice m'a reçu avec satisfaction, m'a

---

(1) *La Mère selon la Nature*, page 5 et 6.

(2) *L'Ami des Femmes.*

porté entre ses bras, et m'a nourri de son propre lait pendant trois ans; tout cela était purement volontaire. Vous m'avez porté dans votre sein et nourri de votre sang par une nécessité naturelle; je me sens plus redevable à ma nourrice qu'à vous : j'ai voulu le démontrer par la différence de mes présens (1) ».

Quand un préjugé s'est enraciné dans les têtes, il est bien difficile de l'extirper de toutes celles dont il s'est emparé, parce que nous sommes tous des animaux d'habitude, et qu'un sot orgueil s'oppose, presque toujours, à ce que nous changions d'allure, lorsque nous en avons adopté une qui nous semble toujours la meilleure. Alors, les plus solides raisons du monde ne sauraient prévaloir devant cette réponse péremptoire : *c'est l'usage* (2).

---

(1) *Traité de la première Dentition*, par le professeur Baumes, page 63.

(2) Ayant eu souvent l'occasion de faire la guerre aux préjugés populaires dans le cours de cet ouvrage, nous ne pouvons résister au plaisir de parler de celui en trois forts volumes, de M. de Salgues, intitulé : *Des Erreurs et des Préjugés répandus dans la Société*, écrit avec autant de finesse, d'esprit, de philosophie que d'originalité, dont nous recomman-

Nos premiers parens se vêtirent, dit-on, quelque temps après leur faute, d'une simple feuille de figuier. C'était alors l'*usage*. En arguant de ce mot, il faudrait donc mettre à bas toutes les manufactures d'étoffes, et dépouiller tous les figuiers de leurs amples feuilles, pour nous en voiler, d'après l'*antique usage de nos pères ?*

Mais selon les têtes sensées qui croient à la perfectibilité de l'espèce humaine, quoi qu'on en dise, ce qui pouvait être le *nec plus ultra*, *le maximum* du bien dans un temps, pouvant ne rien valoir aux yeux de l'expérience, dans un autre, *le mieux* doit être adopté sans empêchemens, préconisé, soutenu avec une sorte d'audace qui puisse fatiguer, harceler l'ignorante et présomptueuse opiniâtreté, et remporter sur elle un triomphe complet.

Mais plus d'un insipide louangeur du tems passé, *laudator temporis acti*, comme les appelle Horace, se soulève et s'irrite sitôt qu'on veut le faire sortir de l'ornière de l'habitude ; comme si tout ce qui contribue à faire, à aug-

---

dons la lecture, infiniment instructive et amusante, à tous ceux qui aiment la raison assaisonnée de sel attique et d'amabilité.

menter le bonheur des humains en société, n'était pas le fruit des études approfondies, des réflexions et de l'expérience des générations successives dont l'une sonde, examine et redresse les erreurs ou les torts de l'autre, pour arriver *au mieux possible* qu'on ne doit point effrontément interdire à l'homme raisonnable d'atteindre, sans s'exposer à passer dans son esprit, pour un dangereux et perfide apôtre de la sottise et de la barbarie.

Il est bien rare que l'homme, en naissant, ne soit pas exposé à une foule d'infirmités. Les maux le bercent avant les plaisirs.

Il était impossible que ce ne fût pas un puissant motif d'en rechercher les causes.

Les mères, les nourices, premiers et sensibles témoins de nos douleurs, et toujours disposées à les écarter promptement du berceau qui renferme l'objet de leur prédilection, ont inconsidérément attribué de tout tems, à l'éruption des premières dents, les incommodités fréquentes et même les maladies multipliées qui assaillissent les enfans depuis leur naissance jusqu'au huitième mois, époque à laquelle ils commencent à faire la première *à la mâchoire inférieure.*

Vous qu'on appelle les gens du monde et

qui êtes entachés de préjugés qu'on ne pardonne qu'aux ignorans, profitez de la leçon que donne M. Richerand, célèbre professeur à l'École de médecine de Paris, lorsqu'il dit: « Les accidens de la dentition sont si funestes aux enfans nouveau-nés, que, suivant le calcul de plusieurs savans, un quart au moins des enfans nés à une époque fixe, périt dans le cours de la première année, *sont la source de beaucoup d'erreurs*, *etc.* (1). »

« A quoi servent donc tous ces remèdes extérieurs pour faciliter l'éruption des dents, quand un vice interne s'oppose à leur développement et à leur libre et régulière sortie des alvéoles? Ce n'est qu'en attaquant le mal dans sa source, qu'on peut en détruire les funestes effets (2). »

La fausse opinion où l'on est, et qui se propage depuis des siècles, que ce sont là les vrais symptômes des maux qu'endurent les enfans, empêche trop souvent que l'on appelle un médecin. Alors, tout occupée de l'idée fausse que les premières dents sont la

---

(1) *Erreurs populaires relatives à la médecine.*

(1) PORTAL, *Observations sur la Nature et le traitement du rachitisme*, instruction, page 14.

cause unique de l'état douloureux de son enfant, une mère désolée, malgré l'espoir de voir cette cause disparaître, pleure, se tourmente, perd l'appétit, le sommeil et décompose ainsi, par l'amertume de ses inquiétudes et par ses lamentations, ce lait qui, sorti pur de son sein, devait porter le baume d'une seconde vie dans les veines du petit malade qui, ne s'abreuvant plus que d'une liqueur agitée et d'une âcreté malfaisante, tombe dans un état d'épuisement et d'affaissement tel, qu'il n'est plus possible à l'art de lui administrer des secours; tandis que, dégagée du fatal préjugé, prête à faire deux victimes, si, dès le principe, elle eût eu recours aux moyens usités dans des cas imprévus, elle se serait épargné, en appelant son médecin, bien des chagrins aggravés souvent par celui que lui donne l'irréparable perte d'un enfant qui faisait ses délices, et qu'elle eût pu conserver.

Combien ne voit-on pas de jeunes mères inexpérimentées et trop confiantes, s'en rapporter, tous les jours, à des commères des deux sexes, et, dans l'inquiétude qui les agite et les trouble, recueillir leurs avis, comme s'ils étaient ceux d'un oracle; avis qu'on ne devrait donner et recevoir qu'en tremblant, puisqu'on peut, avec les meilleures intentions, assassiner un enfant !

Peut-être verrait-on moins de malheurs sur la terre, s'il était possible qu'il fût du ressort d'un habile chimiste, d'inventer et de composer un agent assez actif, assez puissant pour dissoudre l'épaisse crasse de l'ignorance amalgamée à celle des préjugés. Qu'il apparaisse, ce bienfaisant mortel, et qu'il rende sa divine recette universelle ; alors, plus d'empiriques, plus de jongleurs intéressés à propager l'erreur à leur profit. Alors l'homme affranchi, soumis aux seules règles tracées par la raison, jouira sans crainte et sans danger des plus belles prérogatives qui lui aient été accordées par le Créateur.

Depuis plusieurs siècles, n'a-t-on pas vu des hommes aussi dévoués que savans, consacrer leur vie entière à instruire dans toutes les parties leurs semblables ? Combien ont échoué devant l'inaccessible rocher des préjugés unis à la sottise ! Que diraient ceux qui, en mourant, se sont fait une douce illusion dans l'espoir de grands succès obtenus par leurs travaux, s'ils reparaissaient sur la terre, et s'ils y voyaient que dans la plus grande partie de la France, leurs utiles et désintéressés conseils ont été négligés, rejetés, comme non avenus, tandis qu'ils se sont longuement occupés d'objets de la plus haute importance, comme, par exemple, de *la première éducation des enfans*, et que, malgré leurs efforts, nous sommes, sous ce rapport essentiel, presque aussi rouillés qu'au treizième siècle? Ils s'écrieraient avec une juste indignation : « A quoi bon avoir consumé notre vie à endoctriner ce trop docile troupeau qui paraît se complaire dans son abrutissement primitif, et ne sait prendre aucun essor pour en sortir, en mettant à profit les leçons des sages; mais qui semble au contraire, par son indolence accablante, payer de haine et de mépris leurs généreux efforts? Brisons nos plumes, soyons muets, vivons maintenant dans l'oubli et ne nous occupons plus de faire connaître la vérité à des millions de froides statues qui, comme celles d'Israël, ont des oreilles sans entendre, et des yeux sans voir. *Aures habent et non audiunt, oculos habent et non vident!*...

Mais classons par ordre les choses abusives consacrées par le maudit usage.

1°. Le Maillot. L'emploi du *maillot* est sans

doute très-ancien. On aura pensé d'abord qu'en raison de la très-grande délicatesse d'un enfant, il n'y avait pas de meilleur appui de cette débilité, que de le garrotter pour le soutenir ; mais on n'a pas prévu que ces entraves, quoique remplissant le but qu'on s'était proposé, pareilles aux antiques bandelettes avec lesquelles on emballait nos grands-pères les Égyptiens pour l'autre monde (ce qui nous a valu ces hideuses momies dont on décore, de nos jours, les cabinets de curiosité), gênaient les mouvemens des membres des enfans, paralysaient leur accroissement en comprimant la circulation du sang et faisaient de ces petits esclaves autant de momies vivantes faites pour révolter la raison la moins sévère.

En effet, comment ne pas s'indigner en voyant qu'on nous prive ainsi, dès notre début dans ce monde, du premier, du plus précieux des biens, la *liberté;* comme si nos pères, élevés ainsi, s'étaient entendus pour nous façonner de bonne heure à la rigueur d'une insupportable gêne ? Pour vous faire une idée du bonheur qu'éprouve un enfant dégagé de ses liens, entendez la voix éloquente d'un écrivain célèbre s'écrier : « Avec quelle tendre effusion la joie se manifeste dans tous les traits et surtout dans les yeux d'un *enfant libre*, c'est-à-dire d'un enfant nu, que sa mère tient sur ses genoux ! Avec quel plaisir vif il répond à ses caresses, la regarde, lui sourit, la baise, se précipite sur son sein et y cause un désordre charmant !.... Quel état bien plus doux, bien plus délicieux encore, que celui d'une mère sur le sein de laquelle se promènent ces petites mains qui lui sont si chères et qui caressent si voluptueusement son cœur ! (1) » Qu'importe que, pour les faire amplement jouir de la paix des tombeaux, on ait emmaillotté les morts, ou pour les conserver plus long-temps morts, et honorer ainsi leur mémoire ? Quand on est mort, on n'en sait rien ! mais ficeler, qu'on me pardonne la comparaison, comme un saucisson ou comme une carotte de tabac, un petit malheureux qui sort des entrailles de sa mère, où, du moins, il bondissait tout à son aise, c'est l'étouffer presque avant qu'il respire, c'est être son bourreau.

S'il ne s'agissait que de la gêne perpétuelle à laquelle une faible créature se trouve, en

---

(1) *Elève de la Nature*, par J.-J. Rousseau.

naissant, condamnée, ce serait déjà un grand mal, pour ne pas dire un supplice. Mais ses petits membres, étroitement pressés, ne peuvent se développer qu'avec peine, et n'acquièrent que des forces lentes et tardives. Ils éprouvent un engourdissement général qui vient de l'oppression dont elle ne peut se plaindre qu'à force de pousser des cris aigus qui troublent sa digestion et causent souvent des descentes. Comment peut-on se résoudre à comprimer fortement une poitrine délicate dans laquelle les poumons ne peuvent plus se dilater qu'avec peine, sans redouter, pour ces innocens martyrs de l'aveugle imbécillité, les pulmonies, les obstructions au foie, à la rate, au mésentère, le rachitis, les convulsions et la mort? Mais qu'importent quelques milliers d'enterremens de plus ou de moins? *C'est l'usage....*

Toutes les mères qui doivent désirer conserver leurs enfans, et qui, malgré l'exemple que leur donne aujourd'hui une grande portion d'entre elles, sont encore assujetties à ce barbare usage, sauront toutes un jour s'en affranchir. Elles emmaillotteront les tendres objets de leur affection, de manière à ce que tous leurs petits mouvemens soient absolument libres; que leurs membres délicats puissent s'étendre et se reployer à volonté ; alors plus d'engourdissemens, ni de crampes ; alors la circulation se fera si facilement, qu'on les entendra très-rarement gémir, pleurer ou crier. Mères de familles, pour être bien pénétrées de la sainte obligation de vous conformer toutes sans exception, et sans hésiter, à cet avis bien simple qui rentre dans la nature et qui dans peu, je l'espère, sera généralement adopté, supposez un instant deux enfans nés en même temps et bien constitués, dont l'un sera élevé selon le vieil usage dans de vraies chaînes de toile très-compressives, et l'autre dégagé de toute espèce d'entraves. Vous verrez le quel des deux, robuste et plein de vigueur, pourra le premier marcher, trotter, courir sans trébucher, sans trembler à chaque pas, bravera toute crainte, roulera sur un tapis, se ramassera fièrement et acquerra un plus rapide développement sous les yeux enchantés de ses parens dont un jour il saura bien amplement payer les soins courageux auxquels il devra la force et la santé.

Que d'emmaillotteurs sans pitié, si j'étais armé du pouvoir, je voudrais condamner au supplice du talion, en disant à ces partisans du maillot, qui certes gémiraient comprimés dans des liens étroitement serrés depuis la tête jusqu'au bout des pieds : De quoi vous plaignez-vous ? vous ne devez pas souffrir ; car, selon votre doctrine humaine, être ainsi garrotté *pour son bien*, n'est-ce pas l'*usage* ? Jugez maintenant, par votre gêne, ce que doit être celle d'un enfant de deux jours ainsi fagotté, condamné à souffrir pendant trop longtemps ; alors vous vous amenderez peut-être.

2°. La Bouillie. Cette colle indigeste, appelée bouillie, que nos épiciers de Paris vendent en détail à tous les colleurs de papiers et de placards, est faite avec de l'eau et de la farine. La bouillie proprement dite, avec laquelle nos pères empâtaient les enfans, comme le font encore beaucoup de leurs routiniers descendans, est faite avec du lait, de la farine crue et un peu de sel, mais n'en est pas moins une colle aussi peu digestible que l'autre, avec laquelle, cependant, on farcit l'estomac faible et délicat des nouveau-nés, ce qui leur ôte l'envie de boire. Ce mets visqueux a beaucoup trop de consistance en comparaison du lait. En nous écartant de la nature, qui n'a pas imaginé la bouillie, mais qui a sagement combiné ce qui constitue le bon lait, nous avons cru la surpasser par celle d'une substance plus solide, inconnue chez les animaux, dont les petits n'ont point d'indigestions ; et, en en alimentant les enfans, peut-on être surpris de les voir comme engourdis par l'usage de cette lourde colle, jusqu'après son imparfaite disgestion ; de voir leurs organes digestifs affaiblis par ses effets journaliers, ce qui les expose à l'épaississement des humeurs, d'où s'ensuivent le carreau, le rachitis, les scrophules, etc., etc.?

3°. Le Berceau. Ce meuble modeste ou recherché, selon la fortune ou le goût des parens, est toujours, quel qu'il soit, à mon avis, le plus joli meuble d'un ménage. C'est là que deux époux vont contempler le fruit de l'hyménée, et se voient renaître dans un aimable rejeton qu'ils aiment à regarder dormir du sommeil de l'innocence. Si les plus douces espérances entourent ce petit lit de repos, pourquoi presque partout encore une imprévoyante tendresse l'enveloppe-t-elle d'un voile épais qui empêche l'accès salutaire de l'air extérieur, ce qui nuit à l'évaporation insensible des évacuations de l'enfant? Cependant le renouvellement de l'air lui serait très-favorable, car sa privation le condamne non-seulement à ne pas respirer à l'aise, mais encore de s'imprégner de miasmes impurs dont il est facile de deviner la cause malfaisante, et dont les suites peuvent être graves. « Sans doute, dit M. Baumes, il faut à l'enfant qui vient de naître beaucoup de chaleur, parce que, sortant du lieu chaud et humide où il a pris naissance, sa faiblesse, sa délicatesse, l'état frêle de sa vie, tout indique la nature des soins qu'il faut lui prodiguer. Un lit mou, des couvertures souples et suffisantes, le repos, l'obscurité. »

Cela est fort juste ; mais il suffira de couvrir le berceau avec un voile léger, afin qu'il ne soit pas privé de cet air pur, appelé avec raison air vital, puisqu'aucun être vivant ne saurait en être privé quelques minutes sans danger.

« Si de bonnes raisons forcent la nourrice de laisser l'enfant dans son berceau quoiqu'éveillé, elle doit lui rendre sa situation aussi douce et aussi commode qu'il est possible, en lui soulevant un peu la tête et la poitrine avec un oreiller. Dans cette posture, il verra avec plus de facilité les objets dont la vue l'occupe et l'égaye, il aura plus de liberté pour tourner la tête, remuer ses jambes et ses bras, mouvement qui contribuera à le fortifier. En cas qu'il se salisse, la pente du corps facilitera la descente des excrémens, qui, ne s'étendant point sous les reins, même quelquefois sous les épaules, l'incommoderont moins (1). »

4°. Les Bains. Au sortir de sa couche, à peine dégagé des langes infects et de l'âcreté de ses sécrétions, on lave un enfant tantôt avec de l'eau trop froide, tantôt avec de l'eau trop chaude. Eh bien, l'une lui rend la peau calleuse et arrête la transpiration ; l'autre le relâche, l'amollit, lui rend la chair flasque, lui donne des maladies de peau auxquelles les enfans sont fort sujets, ou des rhumes qui dégénèrent en coqueluche, ou même des engelures.

Il faut souvent baigner les enfans, non comme on le fait, mais simplement avec un linge mouillé. L'hiver, on se servira d'eau dégourdie au feu, et l'été au soleil. C'est le seul moyen de garantir un enfant d'avoir jamais des maladies de peau. Il l'aura, au contraire, toujours fraîche et unie. J'ai remarqué aussi que ces bains leur donnaient beaucoup de force et de gaieté.

5°. Croute de crasse a la tête. Les bon-

---

(1) *Traité de l'Education corporelle des Enfans*, par Desessartz, pages 102 et 103.

nes femmes appellent gourme cette espèce de calotte de crasse qui se forme sur la tête des petits enfans, et qu'on se garde bien de faire disparaître; mais on a grand soin de la couvrir de deux ou trois béguins, dont un de laine. Cette précaution funeste, qui empêche la transpiration, fait jeter l'humeur sur les yeux, le nez, les oreilles, la bouche, engorger les glandes du cou, ce qui cause des convulsions bien plus souvent que l'éruption des dents. Pourquoi couvrir, comme on le fait, avec une double calotte de linge et de laine, la tête d'un enfant dont le crâne, à peine formé, a besoin d'être dégagé de toute compression pour se fortifier et s'étendre à l'aise? Un serre-tête de linge fin et un léger bonnet de coton suffisent; surtout que la tête ne soit pas serrée. On répète si souvent, et sans la suivre, cette maxime simple, *Tenez les pieds et les mains chauds et jamais la tête*, que l'on devrait partout l'observer, particulièrement à l'égard des enfans qui feraient beaucoup mieux leurs premières dents; car, lorsqu'on a une inflammation à la bouche, qui fait la partie principale de la tête, l'air est le meilleur calmant; et si on la couvre imprudemment de plusieurs bonnets et de mouchoirs, il y a de quoi faire devenir fou (1).

« Si vous voulez voir vos enfans bien portans, ne leur mettez sur la tête qu'une simple toile la nuit et le jour; rien dans les plus grands froids comme dans les plus grandes chaleurs, dit formellement M. de Leurye (2).

Il y a plus de danger à laisser la crasse dont il s'agit, qu'à l'enlever peu à peu avec précaution; il suffit de brosser très-légèrement la tête avec une brosse fine de chiendent effilé, pour dégager insensiblement le cuir chevelu et les cheveux naissans de cette superfétation désagréable qui les empêche de croître, en étouffant leurs racines.

» Le traitement de la croute laiteuse, quand elle est simple, n'offre pas beaucoup de diffi-

---

(1) Stahl a remarqué dans sa dissertation sur les maladies des différens âges, que dans l'enfance, les humeurs étaient portées vers la tête avec plus de force et d'impétuosité que dans les adultes. C'est une observation lumineuse, dit M. Brouget, qui sert à expliquer bien des phénomènes singuliers qui arrivent dans les maladies des enfans. Ce qui se passe dans la dentition est une suite nécessaire de cette direction des humeurs à la tête.

(2) *La Mère selon la Nature*, page 125.

cultés. Quelques légers changemens dans le régime de la nourriture de l'enfant, suffisent pour aider la nature à triompher de cette incommodité, lorsqu'elle dépend de la première dentition. Éviter alors les astringens, et surtout l'impression du froid : voilà les principaux moyens de prévenir la répercussion de la matière qui suinte du visage. On a soin de laver fréquemment la partie affectée avec des émolliens, pour s'opposer à l'odeur fétide qui s'en exhale.

» Si la démangeaison est excessive, on ajoute quelques têtes de pavot à ces lotions, pour les rendre plus calmantes ; on attache ou bien on renferme les mains de l'enfant dans des gands, pour l'empêcher de s'écorcher. Les frictions sèches sur le tronc et les membres, les pédiluves ou les demi-bains, opèrent encore une diversion salutaire (1). »

6°. Le Bercement (2). Pour endormir ou

---

(1) *Traité des Maladies des Enfans, jusqu'à la puberté*, par Capuron, pages 214 et 215.

(2) J'ai cru que l'action de bercer devait s'exprimer par le mot *bercement*, qu'on ne trouve dans aucun dictionnaire, comme celui de *balancement*, qui dérive de *balancer*, *balançoire*, et je l'ai créé, comme je fais une dent artificielle dont j'ai besoin, persuadé qu'on m'entendra.

apaiser les enfans qui crient, on a la vieille manie de les balancer dans leur berceau, fabriqué tout exprès pour ce bizarre exercice, dont on confie souvent le soin aux aînés, qui, s'en faisant un jeu, s'en acquittent presque toujours de manière à bercer le petit patient aussi rapidement qu'on fait dégringoler nos jeunes intrépides, dans ces chars lancés avec fureur du haut des montagnes en planches de la *Folie Beaujon*. Ce bercement monotone et prolongé étourdit et doit enivrer à la longue, celui qu'on agite ainsi, bien plus que l'endormir. Il influe donc sur son faible cerveau, comme sur son estomac, puisque ce dandinement contre nature le fait vomir tout ce qu'il a pris, à peu près comme certaines personnes qui ne sauraient voyager en voiture sans éprouver, par un mouvement continu, qui ressemble à celui qu'on donne au berceau, des maux de cœur et le même inconvénient, ce qui les oblige, quoique plus forts que des enfans à la mamelle, à se priver de toute nourriture pendant le jour. Essayez de porter en route un très-jeune enfant : le branle de la voiture, les cahos, les vacillations, le rendront malade; son estomac rejettera tout, et ne digérera rien. On sait si bien qu'on s'expose à beaucoup de désagrémens, que ce n'est qu'avec une nécessité absolue qu'on voyage avec une aussi gênante compagnie. Par la même raison, pourquoi donc le bercer ? On porte si loin cette habitude, que dans certaines contrées, les femmes, pour ne pas perdre de temps en berçant le nourisson, et avoir les mains libres, afin de filer la quenouille, se passent une corde au pied, qui tient au berceau, éloigné d'elle ou placé au premier étage, et l'agitent ainsi en chantant sans désemparer, ce qui prête quelquefois à rire aux passans étrangers, témoins, pour la première fois, du jeu de cette mécanique burlesque, et de la méthode qui donne une occupation assez fatigante à celles qu'on prendrait pour des carillonneurs occupés à remuer le battant des cloches avec les mains et les pieds, plutôt qu'à secouer le tribut de leurs rustiques amours.

Les animaux, beaucoup plus sages que nous dans bien des choses, parce qu'ils n'ont que la nature pour guide, élèvent très-bien leurs petits sans se faire une obligation de les agiter pour les disposer ou les forcer à dormir, comme le font nos berceuses d'enfans, et cependant ils deviennent très-vigoureux.

On dirait que l'homme, dès ses premiers instans, est condamné à être bercé toute sa vie. On le berce de promesses; on le berce de fables, de contes; on le berce de mensonges, d'espérances, de craintes, de récompenses, de chimères et d'erreurs.

Je pardonnerais volontiers à ceux que les remords empêchent de goûter les douceurs du sommeil, de se faire bercer et d'employer ce moyen, comme le fit le plus cruel des empereurs de Rome (1), pour pouvoir s'y livrer paisiblement, et s'endormir à la manière de l'innocence. Mais provoquer, forcer celle-ci à sommeiller, quand elle ne le peut, ni ne le doit, c'est la mettre à la question.

Nous voyons tous les jours des enfans que l'on a beaucoup bercés, qui n'ont cessé de crier, de pleurer pendant leur enfance, et chez qui les facultés se sont développées beaucoup plus tard que chez les autres (2).

---

(1) Le bon Néron aurait dû transmettre à ceux qui marcheraient sur ses traces, le plan de la machine dont on se servait pour l'endormir, quoique dans les serres du crime et de la férocité. Il avait la nuit, au-dessous de sa chambre à coucher, des esclaves occupés sans discontinuer, à le bercer. Le lit sur lequel reposait ce vautour couronné portait sur un pivot mobile, qu'ils tournaient à bras, dans la direction moins rapide que celle que l'eau donne à une meule de moulin.

(2) *La Mère selon la Nature.*

« Mais les nourrices, dit Joubert dans son vieux langage, craignant les sujétions, et quelques-unes sont si sujettes à leurs plaisirs, qu'elles ne veulent pas que la garce leur apporte l'enfant qui crie, de quoi que ce soit, pour l'apaiser au tétin, si ce n'est son heure : ainsi qu'elle le pourmeine, ou lui dise de belles chansons, ou le berce et l'endorme. Et peut-être que l'enfant crie de faim, comment le voulez-vous endormir ? Elles savent bien dire en commun proverbe : *Qui non a lou ventre dur, non pot pas dormir segur* : donc l'enfant qui a le ventre plat et mol, prescupé de faim avant son heure ordinaire, ne pourra pas dormir, et de l'apaiser ou contenter d'une chanson, c'est une pure mocquerie. Je voudrois bien savoir, si la nourrice, ayant bon apétit, en lieu d'une soupe, elle seroit contente et bien satisfaite d'ouïr une chanson (quand elle seroit d'*Orlando de Lassus*) ou de danser un branle de Champagne. Quelle fadaise ! Nous disons en proverbe latin : *Le ventre affamé n'a pas d'oreilles* ; et en vers et du temps passé : *Le ventre vuide n'oyt volontiers paroles*. Mais je suis en compagnie, dira la demoiselle, voulez-vous qu'on m'apporte là mon enfant et que je montre mon tétin? Voilà un grand danger, vraiment et une fort pénitente excuse! (2)»

7°. VIEUX LAIT *renouvelé par le nouveau-né qui s'en abreuve.* On a long-temps prétendu qu'un nouveau-né avait la faculté de renouveler un lait déjà ancien. Cette absurdité, dont on aura bien de la peine à guérir ceux qui en sont entichés, cause cependant la perte d'une multitude d'enfans, et je soutiens que ses effets mortels sont très-fréquens;

Car s'il est vieux il cache un sel acre et mordant,
Et ce levain un jour se change en poison lent (1).

D'après toutes ces antiques méthodes, qui finiront par tomber dans un éternel oubli, et sur le danger desquelles le vulgaire ne s'est jamais donné la peine de réfléchir et de raisonner, est-il bien étonnant de voir dans les villes, dans les villages, dans les campagnes, un si grand nombre de rachitiques, de scrophuleux, de scorbutiques, de bossus, de nains, de tortus, de bancroches, qui déparent la race humaine, et qui, condamnés

---

(1) Page 548, tome 1. *Des Erreurs populaires.*

(2) PETIT-RADEL, *Essai sur le Lait.*

à être la risée des railleurs inhumains disposés à se moquer de leurs difformités, quand, au contraire, ils devraient les plaindre, sont, pendant leur pitoyable existence, odieux aux autres, à charge à eux-mêmes. Leurs parens ne sont-ils pas coupables s'ils ont négligé leur enfance, en suivant la pente de quelques préjugés que je viens de combattre? Leur fatale fécondité qu'ils devraient se reprocher, n'est-elle pas un crime contre le ciel, puisqu'elle ne leur a servi qu'à produire des infirmes, et par conséqent, des malheureux? Des observateurs attentifs affirment que rien n'est plus capable de faire dégénérer la race des hommes. Comment ne serait-ce pas, lorsque tant d'êtres difformes lancés dans le monde, y pullulent plus que ceux qui sont bien constitués, et ne semblent ainsi disgraciés par le sort, que pour propager des monstres?

Une personne qui a vécu dans le Piémont, m'a fait frémir en me parlant de la quantité de bossus, de jambes torses, de culs-de-jatte, de boiteux, de nains, de bancroches, hommes et femmes, qu'on y rencontrait, surtout dans les belles rues de Turin, capitale du pays, ville superbe, dont la splendeur forme un contraste frappant avec cette foule ignoble d'individus qui y traînent leur hideuse et repoussante existence.

En remontant aux causes de tant de difformités, ne pourrait-on pas en accuser aussi l'usage des *lisières* presque partout employées au détriment de la taille des enfans qu'on suspend à un clou par-dessous les aisselles après les avoir promenés, ce qui les engonce, gêne les extrémités supérieures, fait remonter la poitrine, le sternum et peut, sans qu'on s'en aperçoive, rendre torse la colonne vertébrale et occasioner une bosse ?

Pourquoi les gouvernemens, qui s'occupent à multiplier les belles races d'animaux qui servent au luxe, aux plaisirs ou aux travaux, ne porteraient-ils pas un œil attentif et sévère sur les causes qui dégradent les générations, quand il leur faut composer de grandes et belles armées avec des hommes d'élite, et qu'on les recherche avec soin même pour la classe des valets ? Faudra-t-il forcer le philosophe austère à dire que l'homme a plus soin des brutes que de lui-même ?

Il est impossible à beaucoup de mères de nourrir, parce que l'enfant n'a pas pu prendre le mamelon. Il ne convient pas, comme le dit le docteur Brouzet, de l'exercer peu à peu, à le saisir comme il faut; on doit examiner s'il n'y a pas dans la langue quelque vice de conformation qui l'en empêche. Elle est quelquefois si étroitement liée à la mâchoire inférieure au moyen du filet, qu'on est obligé de le faire couper. Il faut donc que le médecin s'assure si ce n'est pas cette cause qui empêche l'enfant de prendre le mamelon.

Les nourrissons, pendant les premiers mois de leur existence, sont destinés à vivre de lait, et, quoi qu'en disent les nourrices, le lait est pour eux une nourriture suffisante, parce que c'est un aliment bien animalisé. La preuve, c'est que le médecin Spielman dit qu'il a tiré de deux livres de lait de femme, une once et demie de crème, qui lui donna six dragmes de beurre et une demi-once de fromage très-délicat.

« Wepfer, médecin suisse, parle du lait de femme comme d'une substance qui contient en elle quelque chose de divin, ce que je n'aurais pu croire, dit ce grand praticien, si mes sens ne m'en eussent rendu garant. J'ai vu de mes propres yeux des hommes acquérir, pour ainsi dire, une constitution nouvelle par son usage. Plusieurs en obtiennent une teinte de couleur plus agréable, et des forces plus durables. »

M. Geoffroi dans son *Hygiène* en caractérise on ne peut pas mieux les vertus :

« Qu'il soit ton aliment, ô toi que la langueur
A réduit à l'état d'un enfant sans vigueur:
Ton teint va refleurir; dans tes pâles artères,
Le sang ira verser tout l'éclat de ses feux,
Et tes traits, rappelés à leurs forces premières,
Cacheront de tes os l'édifice hideux (1). »

« Dans le cas où la nourrice aurait été longtemps sans manger, pour corriger l'âcreté de son lait, elle doit boire plusieurs coups d'une décoction d'orge et de semence de fenouil. Cette boisson lui donnera, en moins d'une demi-heure, un lait fort doux et abondant. (2) »

Si le nourrisson prend du dégoût pour le téton, alors il serait bon de lui donner du bouillon de viande dont il faut enlever la graisse, ou des soupes et des crêmes de bouillon. Mais si leur estomac digère bien le lait, si la nourrice en a suffisamment, c'est le seul aliment qu'on doive permettre aux enfans pendant le travail de leur première dentition, parce que, doux

(1) Traduction en vers par Petit-Radel, *Essai sur le Lait.*

(2) *Traité de l'Education corporelle des Enfans en bas âge*, par Desessartz, pages 206 et 207.

et balsamique, il suffit à leur nourriture, mais ne leur doit être donné qu'en médiocre quantité, attendu que l'état de malaise dans lequel ils sont, dérange un peu leur digestion qu'une surabondance de nourriture rendrait encore plus pénible ; il vaut mieux, mais en petites doses à la fois, lui présenter plus souvent le sein. « Lorsqu'un enfant a pris, dit le professeur Baumes, une dose suffisante de lait, et qu'il se plaint, qu'il crie, ce n'est pas par besoin, mais par toute autre cause. Ce sont quelquefois des vents, qu'on dissipe aisément avec un linge chaud appliqué sur la région du ventre correspondante à l'estomac, avec une friction douce, faite sur la même région, avec une cuillerée d'eau d'anis, de camomille et de fleurs d'orange. Tant qu'il se plaint, il est de règle générale de ne point l'approcher du téton. Il vaut donc mieux, quand le sein est bien rempli de lait, qu'il est dur et légèrement douloureux, se traire ou le laisser perdre, que d'incommoder son nourrisson. »

On doit prolonger, le plus possible, le temps de l'allaitement des enfans.

Qu'on rejette, si l'on veut, le sentiment de ceux qui pensent qu'un enfant ne saurait être sévré sans danger, à moins que sa bouche ne soit munie de seize dents convenablement percées, parce qu'il y a des enfans plus tardifs dans la pousse des dents que d'autres. Dans presque tous les cas, c'est une pratique bien sage de continuer l'allaitement des jeunes enfans, jusqu'à ce que la dentition soit avancée et qu'on ait bien examiné que ce travail n'est point difficile. C'est en se conduisant ainsi, qu'on peut épargner d'un côté bien des maux, de l'autre bien des regrets.

Si l'on voulait priver trop tôt son enfant du bienfait de l'allaitement, pourra-t-on penser de sang-froid à cette bouche embrasée, à cette soif ardente, à ce dégoût violent, à cette diarrhée qui menace de devenir colliquative, et qui fond si rapidement les enfans de la plus belle venue; à ces cris poussés par la douleur, la fièvre et l'insomnie, sans prendre la résolution de ne suspendre l'allaitement, qu'après que ces petits êtres, si intéressans, ont leurs seize premières dents totalement percées?

Sévrer les enfans bien avant l'époque où leurs mâchoires sont munies des instrumens de la mastication, n'est-il pas en effet une chose contraire à ces vues? Les enfans malades ou languissans, dont les gencives sont irritées ou douloureuses, n'ont, en pareil cas, pour tout soulagement, que le sein de leur mère où, tout à la fois, ils trouvent alimens et remèdes. Or, les priver de l'un et de l'autre, est un genre de cruauté, dont les conséquences peuvent être funestes. Levret, qui s'occupait d'accouchemens, disait, en parlant de l'allaitement des enfans : « Il n'y a pas de miel, de cervelle de lièvre, de moelle de cerf, de graisse d'ours, etc., qui vaille pour cela le lait de femme fourni par la succion. »

C'est ce qui a fait dire à un autre : « Le lait, qui par lui-même est fort adoucissant et peut, par son contact avec les gencives, calmer leur état douloureux, a encore la propriété de relâcher le tissu des gencives et de les disposer à céder à l'impulsion des dents qui, en cet état, les divisent mieux que lorsqu'elles sont sèches et calleuses. »

Rosen, célèbre médecin suédois, qui s'est beaucoup occupé du soin qu'exigent les enfans et des maladies qui en moissonnent un si grand nombre, dit : « Lorsqu'un enfant est venu à terme, né d'un père et d'une mère bien portans ; qu'en outre la mère, loin de s'être livrée à ses passions pendant sa grossesse, a toujours eu l'esprit tranquille et ne s'est pas jetée non plus sur des alimens bizarres ou de fantaisie ; si d'ailleurs l'enfant a eu de bon lait à sa naissance, les dents percent toujours sans de grandes douleurs et assez aisément. Plus les circonstances ont été contraires à celles que je viens de rapporter, plus la dentition est difficile, et plus aussi le danger est grand pour la vie de l'enfant. »

Comme il arive que plusieurs nourrices n'ont point assez de lait, il faudrait avoir recours à l'une des préparations suivantes, et qui doivent même remplacer la bouillie d'usage qu'il faut proscrire à jamais.

La première est une bouillie au pain, faite avec de la mie de pain blanc bien séchée et pulvérisée avec de la croûte de pain, ou mieux avec le pain entier, mais bien recuit et préalablement pilé ; la chapelure de pain, la biscote séchée au four et bien broyée. On la fait cuire avec de l'eau d'abord, puis, on y ajoute du lait en consistance un peu liquide. Le vermicel, des pâtes fines d'Italie, la semouille et la fécule de pommes-de-terre, le salep cuits de la même manière, sont également bons. On emploie de même avec succès des crèmes de riz qu'on peut faire avec du riz entier ou de la fleur de riz qu'on aromatise avec quelques gouttes d'eau de fleurs d'orange, d'anis, de fenouil, de cannelle.

La préparation suivante est excellente pour servir aussi d'aliment aux nourrissons.

Prenez un morceau de pain croûte et mie, et mettez-le tremper dans de l'eau froide. Lorsqu'il en est bien imbibé, on l'en retire et on le met égoutter. Puis après, on le jette dans un bouillon de bœuf très-chaud, où on le fait dissoudre en l'agittant avec une cuillère, et mieux avec une fourchette. La soupe se trouve faite au moment de la dissolution du pain ou de son absorption dans le bouillon.

On remédiera encore à l'inconvénient de l'insuffisance du lait de la nourrice, en réduisant en poudre fine du pain desséché au four. On en délaye une certaine quantité dans du lait coupé avec de l'eau d'orge, suffisamment pour en faire une crème légère semblable à celle de riz. On fait prendre à l'enfant cette crème, quatre ou cinq fois par jour en petite quantité avec une cuillère.

On prendra de même avec succès deux onces d'amandes douces, en préférant celles qui sont encore dans leurs coquilles, pour éviter que la boisson se ressente du rancis dont les autres sont souvent atteintes ; on les fait tremper dans de l'eau chaude pour les dépouiller de leur enveloppe ; on les pile dans un mortier avec un peu de sucre, et on les broye jusqu'à ce que bien, réduites, elles forment une espèce de pâte où l'on met peu à peu jusqu'à un demi-setier d'eau en continuant de broyer jusqu'à ce que l'eau soit toute employée. Il faut passer le tout dans un linge et en exprimer le marc qui reste dans ce linge. On l'enlève avec un couteau pour le broyer de nouveau avec un peu de sucre, en y ajoutant de l'eau comme la première fois, à plus petite dose. On passe une seconde fois la liqueur à travers le linge et on en exprime le marc. Tout ce lait d'amandes doit être mêlé à une livre de lait de vache, comme le conseille le professeur Spielman. On met ce mélange dans une bouteille qu'il faut bien boucher, et de temps en temps, dans le jour et la nuit, on en donne quelques cuillerées à l'enfant qui a autant de plaisir à prendre cette boisson nourrissante, qu'à saisir le téton de sa nourrice.

Le lait de vache, ainsi mêlé à une émulsion d'amandes douces, constitue un aliment salubre, doux, rafraîchissant, ce qui est très-favorable aux enfans qu'échauffe le travail des dents, et remplace merveilleusement le lait qui, chez certaines nourrices faibles et délicates, peut ne pas suffire. On peut également l'employer si l'enfant exige beaucoup de nourriture, quoique les nourrices soient bien pourvues de lait.

La diarrhée, dit M. Baumes, étant un accident qui ajoute encore à celui de la dentition, on doit avoir le plus grand soin d'en préserver les enfans à cause des funestes effets dont elle est quelquefois suivie.

Pour y parvenir, il est important de faire évacuer les matières âcres qui peuvent être dans les intestins, et dont le séjour contre nature, est la cause ordinaire et immédiate du cours de ventre.

Il suffit de se servir de quelques minoratifs (remèdes qui purgent tout doucement); et comme il n'est pas aisé d'administrer aux enfans toutes sortes de purgatifs, il y a de l'avantage à se servir d'une infusion d'un gros de rhubarbe dans un demi - setier d'eau édulcorée avec le sucre en consistance de sirop clair. On donne aussi cette infusion d'un gros de séné mondé, dans un peu de jus de pruneaux noirs, adoucie avec le sucre et par cuillerées; elle réussit également.

Si le ventre des enfans est un peu tendu et s'il y a constipation, l'usage des lavemens est particulièrement recommandé.

La propreté doit être surtout observée à l'égard des enfans. Les mères ne doivent rien négliger à ce sujet.

Un des moyens les plus sûrs de les exempter d'éruption, c'est de les changer de linges deux ou trois fois par jour, et même la nuit.

L'allaitement artificiel est une pratique qu'il faut rejeter entièrement, parce que tous les soins fatigans et minutieux qu'on est obligé d'y apporter réussissent rarement, et que, presque toujours, la mère qui s'en est chargée et s'en acquitte avec le plus grand zèle, accablée nuit et jour de fatigue, tombe dans un épuisement duquel elle a bien de la peine à se retirer. Il vaut donc encore mieux prendre une nourrice étrangère; mais il faut dans ce cas la choisir, le plus possible, telle que la décrit M. Baumes, page 65.

« Une excellente nourrice, dit-il, doit être de bonnes mœurs, et avoir, autant qu'il se pourra, de belles qualités physiques. Son âge doit être entre vingt et trente ans, et la couleur de sa peau naturelle ; ses yeux seront vifs et animés, ses cheveux et ses sourcils bruns, ou d'un brun cendré ; ses lèvres vermeilles, ses dents saines et propres ; ses gencives fermes et bien colorées. Il faut que son haleine soit douce ; qu'elle ait le nez libre et n'exhalant aucune odeur, le cou assez long, la poitrine large et bien arquée ; ses mamelles doivent être détachées, fermes, tendues, élastiques et d'une grosseur médiocre, avec des bouts assez irritables pour devenir fermes, tendus, élastiques et d'une grosseur médiocre, placés, sur le milieu de la partie déclive de la mamelle, dans une aréole monticulaire, de couleur rouge obscur. Son lait aura une odeur suave, une couleur peu mate, mais un œil bleuâtre et à demi transparent. On en mêle avec l'eau, pour éprouver s'il s'y délaye parfaitement ; on le goûte pour juger s'il n'est ni trop doux, ni salin, ni amer. »

Quant aux autres qualités d'une bonne nourrice, elle n'aura ni fleurs blanches, ni cautère, ni maladie cutanée habituelle ; elle ne sera point sujette au mal hystérique ; mais surtout il ne faut pas qu'elle ait des passions, qu'elle soit revêche, sujette aux caprices, à l'ivrognerie ; et les perquisitions qu'on ferait à ce sujet ne sauraient être trop scrupuleuses. Pour que son lait soit plus frais et plus délayé, on lui fera prendre, pendant quelques jours, une boisson légèrement incisive, telle qu'une décoction de racine fraîche de scorsonère, dans laquelle on mettra macérer des semences de fenouil écrasées. Une infusion théiforme de racine de réglisse, de feuilles de véronique avec des graines d'anet, est également bonne, ainsi que toute autre boisson analogue.

Le Hochet, qu'on met dans la main de presque tous les enfans, et dont on a fait un des attributs de la Folie, est un joujou ordinairement garni de grelots, que tout le monde connaît, car c'est le premier bijou avec lequel on semble vouloir faire naître de très-bonne heure, exciter et entretenir la vanité humaine, qui, jusqu'à la vieillesse, conserve des prétentions absurdes à obtenir ce qu'avec raison la censure et la sagesse appellent des *hochets*. Si on veut le conserver pour les enfans, parce qu'en le leur donnant on l'a cru d'une indispensable nécessité, il ne faut leur mettre entre les mains que vers le sixième mois; et, quoique MM. Audry, Desessarts, Rosen, Deleury et quelques autres, se soient prononcés en faveur du hochet, je me range cependant de l'avis de MM. Levret, Auseby, Hébert, Morer et autres bons observateurs, qui en ont contesté et même blâmé l'usage.

Mais enfin, si on s'obstine à s'en servir, afin de faire cesser toutes contestations, et qu'il ne résulte aucun inconvénient de la continuité de son usage, pourquoi ne ferait-on pas des hochets de gomme élastique, comme on fait depuis quelque temps, avec beaucoup d'art, bien d'autres objets d'une ingénieuse utilité, les sondes, les bougies, etc. ? N'avons-nous pas d'ailleurs des faiseurs de hochets en tout genre ? et les grands enfans, qui en sont si avides dans le meilleur des mondes possibles, n'ont-ils pas suffisamment, sous ce rapport, et assez diversement, exercé l'industrie de ces artistes, pour qu'ils trouvent très-facile de faire pour les petits les hochets très-simples que je propose ?

La gomme élastique, étant un corps mou, serait, selon moi, bien préférable aux corps très-durs dont se composent les vieux hochets, comme le cristal, le corail, l'ivoire. S'il produit, comme cela se peut, le bien qu'on attend des autres, tant mieux. Mais, s'il n'en produit aucun, ce qui est présumable, au moins n'a-t-on à craindre aucun mal de son habituel usage ; car la dureté des autres, en opposition constante avec les gencives douloureuses d'un enfant, peuvent en produire, si vraiment, comme c'est probable, ils durcissent ces tendres gencives, et les rendent calleuses.

« On peut se servir avec avantage d'un petit chiffon de linge, attaché solidement au bout d'un morceau de bois de la grosseur d'une plume à écrire. Il faut que le chiffon soit roulé, autour du morceau de bois, de manière à ne présenter aucun fil qui puisse se détacher, ou aucune effiloque. On le trempe dans une infusion de fleurs de mauve édulcorée avec du miel blanc ou du sucre ; on le porte à la bouche de l'enfant, qui le saisit, le suce, le presse entre ses gencives. On répète cette manœuvre plusieurs fois par jour. Une expérience de plus de vingt ans, m'a prouvé la bonté de ce moyen, qui remplit le double effet du hochet et du gargarisme (1). »

D'ailleurs, s'il est bien prouvé qu'un enfant ressente des douleurs causées par la pousse

---

(1) *Traité de l'Education corporelle des Enfans*, par Desessarts, page 282.

des dents, je suis de l'avis du savant professeur Duméril, qui veut qu'on incise la gencive malade. Je sais qu'il a fait lui-même cette opération par complaisance et par humanité, à plusieurs enfans pour lesquels on l'avait consulté, et qu'elle a complétement réussi. Mais, chose remarquable, aussitôt l'incision faite sur la gencive, les convulsions cessaient comme par enchantement. Les mères, dont les jeunes enfans sont dans ce cas, doivent donc, sans retard, appeler l'accoucheur ou le médecin, afin qu'on fasse cette opération facile et non-douloureuse, dont les suites sont presque miraculeuses.

L'incision de la gencive, pour faciliter la sortie des dents aux enfans, est déjà ancienne; car M. Deleurye en parle dans l'ouvrage déjà cité page 208, imprimé en 1772, et, avant lui, beaucoup d'autres s'en sont occupés. C'est donc à tort qu'on l'attribue aux Anglais. Ainsi les sieurs Fox et Blake n'ont été que les échos des auteurs français qui les ont devancés.

« Un enfant, après avoir beaucoup souffert de ses dents, fut mis au suaire, comme mort. M. Lemonnier, ayant affaire chez la sévreuse où était le corps de cet enfant, après avoir rempli son objet, fut curieux de connaître l'état des alvéoles, dans un cas où l'éruption des dents n'avait pu se faire. Il fit une grande incision aux gencives; mais, au moment où il se préparait à poursuivre son examen, il vit l'enfant ouvrir les yeux, et donner des signes de vie. M. Lemounier appelle des secours; on débarrasse l'enfant de son suaire, on lui prodigue des soins, les dents sortent, et l'enfant recouvre sa santé (1). »

M. Desville, négociant distingué à Francfort, homme instruit et sans préjugés, me dit, en me parlant de la première dentition de ses enfans, qu'il avait failli perdre son fils aîné, attaqué de convulsions causées par l'éruption des dents. Un médecin de ses amis lui conseilla de faire une paillasse de fougères séchées à l'ombre, et d'y faire coucher l'enfant malade; ce qui réussit complétement, puisqu'à peine il y avait reposé quelque temps, que les convulsions cessèrent et n'ont plus eu lieu. Ce père de cinq enfans a employé le même moyen pour les autres, et a obtenu le même succès.

---

(1) Robert, *Traité des principaux objets de la Médecine*, page 311.

CHAPITRE II.

De la seconde Dentition.

Il est si essentiel de soigner les dents de la deuxième dentition, dès qu'elles paraissent, que je ne saurais trop, mères de famille, vous engager à faire visiter la bouche de vos enfans, au moins quatre fois par an, depuis six ans jusqu'à quinze.

Malgré les peines momentanées que donneront ces soins, quelle est la mère qui pourrait se refuser à les prodiguer, lorsqu'elle sera persuadée qu'elle doit en être amplement dédommagée par le bien dont les heureuses suites se prolongeront autant que l'existence de ceux qui en auront été l'objet? C'est surtout lorsqu'il s'agit du renouvellement des dents, qu'une mère prévoyante doit ajouter au bienfait de la vie qu'elle a donnée à un enfant chéri, la surveillance, qui devient alors d'une nécessité absolue dans toutes les opérations de la nature, souvent bizarre en ce genre, et qu'à cet âge tendre il faut plus particulièrement employer les secours de l'art.

Sans doute, quand la nature ne s'écarte pas de ses lois, les dents doivent être enchâssées chacune dans son alvéole, comme on le remarque très-distinctement chez quelques adultes.

Mais combien y en a-t-il dont les dents sont rangées de la manière la plus difforme et même la plus monstrueuse! D'où vient ce désordre? de l'ignorance du vulgaire sur la possibilité, sans inconvéniens fâcheux, de l'extraction indispensable de quelques dents qui ne servent qu'à nuire aux autres; et, ce qu'il y a de plus affligeant, qu'à les détruire.

Une simple comparaison suffirait pour anéantir ce funeste préjugé qui s'oppose depuis trop long-temps, avec une opiniâtreté révoltante, aux moyens faciles que l'art peut employer pour redresser les torts du hasard.

Celui qui veut obtenir des fleurs brillantes ou des fruits de la meilleure qualité, n'est-il pas attentif, en visitant soigneusement ses parterres et ses vergers, à épier les effets d'une fécondité surabondante, afin d'élaguer *à temps* la nuisible prodigalité d'un sol heureux, qui, outre-passant ses désirs, l'empêcherait, sans l'inexorable et sévère emploi de la serpette, d'obtenir rien de beau ni de bon? Ce que fait le prévoyant jardinier, le dentiste doit être appelé *sans retard* à le faire, parce que les dents, semblables à des végétaux, puisqu'elles ont un germe, croissent et se développent jusqu'au dernier degré fixé par la nature, et dépérissent avec le temps, ou par des accidens qui les détruisent, comme eux, ont besoin d'une main savante qui les redresse quand elles viennent de travers, les élague quand elles sont surabondantes, et placées hors de la ligne naturelle. Dans cet état de choses, l'homme de l'art peut seul faciliter l'accroissement et le développement parfait de celles qu'il a jugé prudent de conserver, et préserver ainsi la bouche des difformités auxquelles il n'est plus possible de remédier, quand on ne s'est pas opposé, dès le principe, aux bizarreries et aux pernicieux caprices de la nature.

En preuve de ce que j'avance, je crois devoir citer plusieurs personnes connues qui m'ont fait l'honneur de m'appeler pour des opérations très-délicates, dont le résultat m'a valu de bien encourageantes félicitations.

M. *Leféburier*, négociant, rue Butte-des-Moulins, avait pour médecin le docteur Giraud, homme vénérable, très-distingué par sa longue expérience, ancien médecin de la marine, auprès duquel il s'informa d'un dentiste auquel il pourrait s'adresser avec confiance, parce qu'il souffrait. M. Giraud m'écrivit de passer chez le malade, où je me transportai. Après lui avoir fait l'extraction de trois racines, il me présenta sa fille agée de onze à douze ans, d'une charmante figure, et douée d'une douceur qu'exprimaient parfaitement deux beaux et grands yeux bleus. Sa bouche, naturellement entr'ouverte, m'empêchait d'apercevoir le désordre affreux de ses dents. Quand elle rapprochait sès mâchoires, les dents inférieures étaient tellement croisées, qu'elles étaient toutes les unes sur les autres, et recouvraient entièrement celles de la machoire supérieure. La jeune personne, dans cette position, avait le menton pareil à celui d'une femme de soixante et dix ans qui a perdu toutes ses dents. Le père me dit, qu'ayant consulté sur cette difformité, plusieurs gens de l'art, on l'avait assuré qu'il n'y avait plus de remède, parce qu'il avait attendu *trop tard*. Après avoir bien attentivement examiné cette bouche défectueuse, et réfléchi sur tout ce que j'avais à faire pour y remédier complétement, je dis au père et à la mère qui était présente, que je répondais du succès de l'opération, s'ils voulaient consentir à me la laisser entreprendre ; et se fier à ma prudence et à mon zèle. Ils n'eurent pas de peine à se décider. Je commençai dès le lendemain ; mais, pour ne pas fatiguer cette docile et intéressante enfant, je pris tout le temps nécessaire. J'employai trois mois à ce travail qui exigeait autant de patience que d'assiduité. Je lui ôtai, dans cet espace de temps dix dents : six de la première dentition, et quatre de onze ans, appelées vulgairement dents œillères. Il faut que je dise, à la louange de celle que j'opérais, que je n'aurais qu'imparfaitement réussi, tant je trouvai de difficultés à surmonter, sans le courage qu'elle montra, et sans son extrême douceur ; car, à peine versait-elle quelques larmes, lorsque je serrais les fils qui me servaient à faire rentrer les dents de la machoire inférieure, et elle ne me disait que des choses flatteuses et engageantes, lorsque je me plaignais d'être obligé de la faire un peu souffrir.

Puissé-je rencontrer dans celles auxquelles j'ai à faire des opérations épineuses, autant de patience, de douceur et de fermeté ! J'aurais bien moins d'obstacles à surmonter, pour obtenir un succès pareil à celui qui couronna ma constance dans l'opération dont je parle. Il fut tel, et je m'en glorifie, que l'étonnante et heureuse métamorphose qui s'ensuivit, surprit agréablement toutes les connaissances de la jeune personne et ses nombreux parens, dont les suffrages me comblèrent de satisfaction autant que la certitude d'avoir, presque miraculeusement, détruit une difformité monstrueuse, dont la disparition a rendu à la société une beauté de plus. N'est-ce pas une vraie jouissance pour celui qui peut s'applaudir d'y avoir si fortement contribué ? Puisse cette jeune personne, que je n'ai pas revue, s'applaudir de même d'avoir été assez courageuse pour préférer supporter la contrainte de quelques jours et de faibles douleurs d'un moment, à la dure nécessité de rester difforme toute sa vie, et de ne pas devenir, comme elle devait l'être, une femme accomplie, appelée à faire sans doute le bonheur de l'heureux mortel qui saura ou qui a su l'obtenir.

Qu'il me soit permis de citer encore quelques personnes dont les noms suivent, et qui ont subi la même opération avec succès, telle que Mlle. *Maugirad*, âgée de treize à quatorze ans, daus la pension de la Légion d'honneur, dirigée par la respectable Mme. de Laisçan.

Mlle. ***, âgée de vingt ans, sous-maîtresse

dans la pension dirigée par Mme. de Chaban Dubois, institutrice, rue Sainte-Geneviève près l'Estrapade.

Un jeune enfant de neuf à dix ans, petit-fils de Mme. Gambès, rue de Belfond, institutrice, aussi connue par ses talens que par ses rares qualités, et qui m'écrivit, à l'occasion d'une opération presque semblable, la lettre suivante :

« Monsieur,

» Je ne peux assez vous témoigner ma satisfaction de l'opération vraiment admirable que vous venez de faire à mon petit Théodore, et dont les heureux résultats étonnent même les gens de l'art. La mâchoire inférieure de ce cher enfant est parfaitement replacée, et il doit à vos rares talens l'avantage d'être, non-seulement préservé d'une difformité qui aurait détruit l'agrément de sa figure, mais encore, ce qui est bien pire, d'être exposé à perdre la moitié de ses dents à l'age où, d'ordinaire, elles ont toute leur beauté. Je répète à mes amis, à mes connaissances tout ce que je vous dois pour le service signalé que vous lui avez rendu, et je voudrais assez le répandre, pour que chacun s'adressât à vous avec la confiance que vous méritez d'inspirer. Agreez de nouveau, monsieur, mes remercimens et mes félicitations.

« Ve. Gambès. »

Mlle. *Augustine Rousseau*, âgée de quatorze ou quinze ans, pensionnaire chez Mme. de Chaban-Dubois. Cette jeune élève avait la canine de la mâchoire supérieure du côté droit, qui était poussée derrière la première molaire et la petite incisive. Je fis l'extraction de la petite molaire, et, dans vingt jours la canine a été ramenée au rang des autres.

Mlle. *Flore Corbillon*, âgée de vingt-deux ans, rue Hyacinthe Saint-Honoré. Elle avait la petite incisive de la mâchoire inférieure derrière la canine et la grande incisive. Je l'ai ramenée au rang des autres en moins de quinze jours.

Mlle. *Sirey*, âgée de dix ans, fille de l'un de nos plus célèbres jurisconsultes de Paris, rue d'Enfer no. 19. Croira-t-on que dans moins de dix-huit mois, j'ai extrait à cette jeune personne quatorze dents de la première dentition et deux canines de la seconde, appartenant à la mâchoire supérieure? Elle a maintenant une très-belle bouche, à la satisfaction de ses parens, avantage qu'elle sentira beaucoup mieux dans peu d'années.

M. *Massony*, directeur de la fabrique royale des cuirs à Saint-Germain près Paris, me consulta pour une de ses demoiselles, âgée de douze ans. Elle avait les quatre canines supérieures et inférieures tout-à-fait hors des rangs des autres dents à la partie externe; ce qui lui faisait faire une grimace hideuse lorsqu'elle riait. J'en fis l'extraction : au même instant ce n'était plus la même figure.

Mlle. *Le Valois*, fille de l'ancien archiviste du gouvernement, douée d'une figure céleste, âgée de dix-sept ans, fut assez courageuse, malgré la répugnance d'une mère qui l'idolâtre, pour se faire extraire, à son insu, six dents au même instant, dont deux la défiguraient lorsqu'elle souriait. Puissent toutes celles qui seraient dans le même cas avoir un pareil courage digne d'admiration, et que beaucoup d'hommes n'auraient pas!

Mais à quoi bon citer des exemples et lutter contre l'indifférence qui multiplie tant de maux et de difformités, si l'on n'a pas l'avantage de persuader qu'une grande partie dérive du peu de soin qu'on a d'entretenir, dès le principe, un des plus beaux présens de la divinité; celui, je le répéte, sans lequel il est impossible de broyer ses alimens de manière à n'être pas sujet à des digestions pénibles et dangereuses ; celui sans lequel la plus précieuse des facultés, celle de la parole, refusée à tous les animaux, n'offre plus de charmes en faisant passer difficilement dans l'âme des autres, l'expression pure des sentimens qui nous animent ; celui enfin sans lequel la beauté déparée n'enchante plus par un sourire séducteur, les cœurs qu'elle pouvait soumettre, en offrant aux yeux ravis le vif incarnat de la rose uni à la blancheur du jasmin. En effet, une belle bouche n'est-elle pas un bouquet où reposent avec volupté les Ris et les Amours ? Pour appuyer ces réflexions, j'y ajouterai celles extraites d'un ouvrage de feu l'un de nos plus estimables confrères M. Mahon.

« L'extraction de quelques dents, dit ce savant dentiste, chez certains sujets peut se trouver nécessaire pour faciliter la sortie et le meilleur arrangement possible des secondes, dites de remplacement, qui, se trouvant plus volumineuses que les premières, exigent par conséquent plus de place ; sans doute, dans l'ordre parfait, toutes les dents doivent être logées chacune dans sa caisse osseuse, ainsi qu'on le voit dans quelques adultes. Mais combien en rencontre-t-on qui ont des dents mal rangées! Ce désordre vient de ce que les cercles alvéolaires des mâchoires, se trouvant trop étroits pour contenir le nombre des dents, quelques-unes d'entre elles se déplacent, sortent de la ligne, et offrent des difformités sensibles. Cet inconvénient ne mériterait peut-être pas une grande attention, s'il ne produisait que des effets désagréables à la vue. Mais il en résulte, pour l'existence de chacun, des conséquences qui sont réellement destructives. Pour peu qu'on y fasse réflexion, on verra, par exemple, que si l'une des quatre dents incisives de la mâchoire inférieure sort du cercle, elle est nécessairement plus saillante que ses voisines sur lesquelles elle se trouve appuyée. Alors il est certain que cela produit trois forces réunies en opposition continuelle à une des deux grandes incisives de la mâchoire supérieure qui porte sur les trois dents inférieures. Quel est le résultat de cette inégalité de force? Il est facile de le sentir; c'est que, le fort emportant toujours le faible, cette grande incisive doit périr et périt nécessairement peut-être vingt ans trop tôt. Si c'est l'une des canines de la même mâchoire qui se trouve trop longue ou trop saillante, les mêmes accidens ont lieu par la même raison et même plus tôt que les petites incisives, à raison de leur délicatesse et de la force considérable des dents sur lesquelles elles portent. Aussi, en général ce sont ces petites dents que l'on voit le plus souvent disparaître les premières, et pour la réparation desquelles bien des personnes ont recours aux dentistes, qui y suppléent par des dents artificielles.

» Au reste, il est facile de prévenir tous ces inconvéniens, qui ne sont que trop multipliés, ou d'y remédier. Il ne s'agit, et cela paraît d'une nécessité indispensable, que de confier la bouche des jeunes sujets aux soins d'un dentiste expérimenté, qui, par une conduite prudente et une sage prévoyance, fera disparaître les difformités, en ôtant, s'il en est besoin, quelques-unes des dents de remplacement, dont l'existence deviendrait si préjudiciable à celles qui, dans la suite, doivent se ranger dans un ordre aussi agréable qu'il est utile à leur conservation.

» Le second avis concerne les adultes : il est très-utile, et même nécessaire, qu'ils aient soin de leur bouche. Mais comme, malgré toutes les précautions que l'on peut prendre, il est des dents sur lesquelles il se forme beaucoup de tartre, qui, par sa nature plus ou moins corrosive, tend à altérer les gencives et à carier les dents ; il est indispensable, lorsqu'on est dans ce cas, de faire nettoyer ses dents de temps à autre. Ces conseils sont plus salutaires qu'on ne le pense. Il est des vérités sur lesquelles on ne peut jamais trop insister ; mon expérience m'a démontré que celle dont il s'agit est de ce genre, puisque, malgré le soin que presque tous ceux qui ont écrit sur cette matière, ont eu de la répéter, j'ai eu une infinité d'occasions de voir des personnes dont les dents auraient duré quinze à vingt ans de plus, si elles avaient été nettoyées lorsque le besoin s'en est manifesté. »

Mouton dit aussi, avec raison, dans son essai d'Odontechnie, page 26, que *le tartre* et *la carie* sont les deux fléaux de la bouche qui donnent le plus d'occupations aux dentistes.

CHAPITRE III.

Du peu de soin qu'on a de la bouche des enfans dans les pensions et dans les familles.

C'est à l'âge où les jeunes personnes devraient rester sous la surveillance maternelle pour tout ce qui tient aux soins physiques, qu'on est forcé de les placer, pour leur instruction, et former leurs mœurs (chose très-louable sans doute), dans des pensions souvent éloignées. Il serait injuste de ne pas convenir que plusieurs de ces utiles institutions sont, en grande partie, dirigées par des femmes bien nées, d'un mérite distingué, qui, joignant avec art l'utile et l'agréable, prennent alternativement, pour l'éducation physique de leurs élèves, des soins aussi touchans, aussi assidus, que pour leur instruction morale. Ces femmes respectables, dignes de l'estime et de la vénération publique, sentent combien il est important que ces deux objets essentiels marchent ensemble, occupent leur attention journalière, et qu'il y va de leur intérêt et de leur honneur d'avoir aussi soin de cultiver le corps que l'esprit des enfans dont elles doivent se regarder comme de secondes mères.

Je saisis avec plaisir ici l'occasion de rendre hommage à madame de Chaban, institutrice, que j'ai citée plus haut. Avec quelle complaisance touchante, avec quel zèle, avec quel courage cette excellente femme ne se montre-t-elle pas dévouée au soulagement des jeunes personnes qui sont sous sa bienfaisante direction, lors, surtout, qu'il s'agit de quelques opérations de la part du dentiste! C'est elle-même qui les détermine avec une bonté rare, les encourage, leur tient la tête pour obvier aux accidens qui résultent quelquefois de la résistance que la crainte de la douleur oppose à celui qui opère. Non, la plus tendre mère ne saurait prodiguer plus de caresses, plus de soins à ces enfans, que cette estimable dame en prodigue à ses élèves! Pourrais-je passer sous silence la manière attentive et prévoyante dont elle s'y prend, pour que toutes soient visitées et opérées par le dentiste, sans qu'elles soient atteintes de la frayeur bien naturelle qui s'empare de celles qui attendent leur tour? Elle les fait venir dans une chambre l'une après l'autre, avec un visage serein et calme; ensuite, elle les fait passer dans une autre, d'où elles ne sortent qu'après avoir obtenu d'elles que tout ce qu'il y a à faire soit terminé; alors elle leur fait sentir combien elles doivent être satisfaites d'avoir été bien raisonnables, les embrasse, entoure leur tête d'un mouchoir, les récompense, les distrait à force de consolations, et leur accorde un jour de récréation. Puisse cet éloge désintéressé ne pas heurter la modestie de cette vertueuse et compatissante institutrice! Elle ne saurait en vouloir à celui qui s'est plu à le lui rendre, parce qu'il avait autant d'envie de satisfaire au besoin de son cœur, en rendant justice au mérite, que d'offrir aux autres un parfait modèle à suivre. L'éloge désintéressé qu'on vient de lire, peut appartenir, sous tous les rapports, à madame Gambès, rue Belfond, dont nous avons eu l'occasion de parler plus haut, et qui est une seconde mère pour les enfans qu'on lui confie, et à madame Eulalie de Gibon, rue Notre-Dame-des-Champs, dont il est impossible de vanter les qualités, sans être au-dessous de ce qu'elle vaut.

Mais malheureusement, un grand nombre ne répond point aux vœux des pères et mères de famille, qui, trop souvent trompés par l'apparence et la localité séduisante de quelques-unes de ces maisons dont ils se décident à faire, sans réflexions, un choix précipité, de même que par le ton persuasif d'un prospectus, par une enseigne pompeuse, et même la recommandation de quelques intéressés, se repentent, mais trop tard, d'avoir confié ce qu'ils ont de plus cher à des pédantes mercenaires, à des calculatrices avares, plus envieuses de profits que de réputation : aussi, n'est-il pas rare de voir des demoiselles de quatorze ou seize ans, avec des têtes dignes du pinceau d'un Raphaël, avoir des dents qui font peur.

J'entends dire cependant à des mères qu'elles paient des *mémoires de dentiste*, ou convenir qu'elles avaient cru, en plaçant leurs filles dans telle ou telle maison, qu'il y en avait un régulièrement attaché à la pension où sont leurs enfans. Mais je dissuade de cette erreur; toutes celles qui veulent bien me consulter sur l'état de la bouche de ces êtres faibles, en leur disant qu'il y a très-peu de dentistes attachés aux pensions; que même les maîtresses de ces maisons ne paraissent songer qu'à la seule opération de l'extraction d'une dent, quand elle fait souffrir depuis long-temps celles qui s'en plaignent; qu'elles-mêmes s'occupant à peine du soin de leur propre bouche, ne songent guère, ou point du tout, à s'occuper de celles des autres. Elles ne manquent pas de dire que la propreté est une vertu, pour avoir l'occasion et le droit de réprimander avec aigreur la jeune personne qui aura négligé de laver sa figure et ses mains, ou de lui infliger des peines plus graves que le délit; car, à combien de pénitences et de mortifications ne la condamne-t-on pas; tandis que l'examen de la bouche, qui devrait être l'objet d'une surveillance bien plus sévère, est indéfiniment ajourné? On néglige de le faire, quand on passe en revue les pensionnaires, qui, n'y attachant alors aucune importance, pensent beaucoup plus à entretenir la blancheur de leurs mains que celle de leurs dents, à se rogner les ongles qu'à prier qu'on leur fasse limer une ou deux dents qui commencent à se carier, ou d'en redresser qui rendent leur bouche difforme et déparent l'un des plus beaux agrémens, l'un de leurs plus beaux titres à l'avantage de plaire et de charmer.

L'expérience prouve, contre la répugnance de ceux qui craignent l'emploi de la lime sur les dents, que cette opération n'est pas dangereuse. D'ailleurs, sans cet instrument manié par une main habile, comment conserverait-on des dents dont la carie a détruit une partie de l'émail et de la substance osseuse? L'usage de la lime pour les dents date des premiers siècles de l'ère chrétienne : ce sont deux médecins célèbres auxquels on en attribue l'introduction. Les nègres africains ne donnent-ils pas une forme conique à leurs incisives en les limant avec une grande adresse? Mais malgré les heureux effets que la lime peut produire, il faut cependant convenir que son usage doit être réglé par l'état de santé de ceux qu'on opère, par leur âge et le degré que leur a fait atteindre l'accroissement.

Une mère, en abandonnant sa fille à des soins étrangers, doit s'informer s'il y a un dentiste attaché à la maison où elle doit être élevée. Un des premiers soins d'une institutrice intelligente et jalouse de mériter de plus en plus la confiance des parens qui lui donnent la préférence, doit donc être aussi de faire choix d'un dentiste éclairé, et non d'un barbare ignorant, comme on en compte beaucoup au dehors, et même dans la capitale, qu'on se procure souvent à vil prix, et qu'on peut appeler un véritable *arracheur de dents*, parce que effectivement, il arrache et ne sait point conserver; ce qui doit faire redouter ses opérations hasardées, brusques, irréfléchies, et qui plus est cruelles.

Il n'est pas rare de voir des hommes qui n'ont pas la moindre notion de l'art de guérir, être assez effrontés pour entreprendre de faire des opérations qui exigeraient toute l'habileté, toute la prudence d'un homme instruit, et dont le résultat est accompagné souvent des suites les plus graves. — On lit dans Fauchard qu'un coutelier, sans doute parce que faisant des instrumens pour les dentistes, il se croyait lui-même dentiste, se mêlait d'extraire des dents. Un jour, dit cet auteur, il voulut ôter une petite molaire de lait qui était noire, et devait bientôt tomber : surpris de ce qu'elle n'avait pas de racines, il crut que celles-ci étaient restées dans l'alvéole ; son opinion s'affermit en voyant la dent de remplacement qu'il prit pour la racine elle-même : alors, il entreprit de l'ôter ; mais combien ne dut-il pas être étonné ! C'était une dent entière destinée à remplacer, celle dont il avait ôté la couronne. Aussi adroit que fourbe et déhonté, il ne fit pas connaître aux assistans son erreur que le temps seul fit découvrir.

Mademoiselle Ch...., à Munich, avait une

dent molaire de sept ans à la mâchoire inférieure du côté gauche, cariée à sa partie latérale extérieure. Elle consulta un dentiste de cette ville; il lui dit qu'il fallait extraire la petite molaire qui était très-saine, afin d'avoir de la place pour plomber l'autre, quand un seul coup de lime a sauvé les deux dents! Comment, dans un temps où l'art a fait de si grands progrès, existe-t-il des ignorans qui osent le professer sans en avoir la moindre notion?

Mais revenons aux précautions qu'il faut prendre relativement à celui auquel on confie le soin de la bouche des enfans dans les pensions.

Une fois le choix fait d'un dentiste, il faut qu'une maîtresse de pension exige qu'il vienne visiter deux fois par mois toutes les bouches; et si, d'après cette convention expresse, il n'est point assidu, s'il s'expose au reproche de montrer de la négligence, c'est qu'il n'est ni l'ami de son art, ni de sa réputation, ni même de l'humanité. Il faut, sans hésiter, en choisir un autre, parce qu'un enfant qui arrive à l'époque des secondes dents, et dont la bouche est négligée, se trouve exposé tout à coup à une foule de maux imprévus qui altèrent insensiblement, affaiblissent et finissent par détruire sa constitution ; ce qui le condamne à traîner une vie languissante, et à dépérir à vue d'œil. La preuve de ce que j'avance, c'est qu'il est rare qu'un enfant perde ses dents de lait sans qu'elles soient presque toujours cariées. Il ressent de la douleur dans un des côtés de la bouche ; alors, il cesse d'y porter les alimens, parce que leur pression, le chaud ou le froid lui causent de violentes douleurs. Il n'ose pas se plaindre, dans la crainte qu'on lui ôte une dent : alors, le tartre s'empare de toutes à la fois. Le contact de celle qui est cariée avec celle qui ne l'est pas, est la cause qu'en quelques mois, trois ou quatre dents sont entièrement perdues. Les ulcères, les aphthes surviennent ; la bouche est toute enflammée ; l'enfant est attaqué d'une forte fièvre ; il ne consent à prendre que des liquides ; ils lui sont insuportables ; on appelle un médecin, et, suivant l'usage, il prend le pouls qu'il trouve agité ; il regarde la langue qui est alors très-chargée. Il ne peut douter, d'après ces symptômes, que c'est un embarras gastrique. Il fait vomir et purger le malheureux enfant qui a déjà l'estomac délabré. Après de telles secousses, fruits de l'imprévoyance ou de la négligence, comment ne verrait-on pas une foule d'êtres malingres, mélancoliques, n'osant rien manger dans la crainte d'avoir une indigestion, qui sont à charge à eux-mêmes et aux autres, indifférens sur tout, repoussant ce qu'on leur offre, ne pouvant écarter d'eux le sombre chagrin, le dégoût et l'ennui qui les entoure, et finir tristement sans avoir compté un instant de bonheur et de jouissance? Qu'on ne m'accuse donc pas d'exagération, si j'affirme et si je soutiens que c'est au peu de soin qu'on a de la bouche des enfans, ou à l'impéritie des hommes appelés à les traiter, à les guérir, que sont dues tant de constitutions frêles et débiles.

Institutrices attentives et soigneuses, on doit vous combler d'éloges, comme vous aimez à prodiguer les soins qui vous honorent à mes yeux.

Mais, vous, espèces de marâtres qui négligez les enfans qui sont autant de trésors pour ceux qui vous les ont remis dans les mains, le blâme doit vous atteindre et vous punir, puisque vous montrez aussi peu de vertus, qu'on se plaisait à vous en supposer, dans la noble profession que vous exercez.

Si, dans ce petit ouvrage, je déclare franchement la guerre à la stupide insouciance, à l'imprévoyance, à la présomptueuse incapacité, que je me suis promis de combattre avec toute l'énergie d'un homme de bien, profondément indigné de leur permanente opiniâtreté ; c'est que les maux qui en résultent et que je vois avec douleur déborder tous les jours, m'affectent vivement en les épiant, en les étudiant, pour pouvoir en diminuer la masse quand ils me semblent incalculables. Il m'a donc fallu prendre la ferme résolution de soulever contre ces vrais fléaux, les âmes froides qui ne se doutent pas même de l'influence maligne qu'ils exercent, et des ravages qu'ils occasionent.

Tonner contre des abus aussi crians, c'est coopérer à extirper un vice qui pèse sur la plus intéressante portion des générations naissantes : c'est éclairer les bien-intentionnés de tous les pays ; c'est servir utilement le sien ; c'est rendre service aux familles qui font des sacrifices en pure perte, souvent au-dessus de leurs facultés, et même aux plus distinguées, soumises encore à une foule de préjugés vulgaires et dangereux, dont elles semblent refuser de s'affranchir ; c'est leur faire ouvrir les yeux sur une partie trop négligée et intimement liée à la santé, à la conservation des tendres objets de leur affection ; c'est enfin les convaincre de la nécessité d'user d'une prévoyance, que commandent à la fois, la nature, l'humanité, le devoir et la morale.

Dans tout ce qui regarde l'intérêt public, l'homme impartial et juste doit louer ce qui est bon et blâmer ce qui est mauvais. *L'éducation physique des enfans* ne doit-elle pas, par exemple, fixer l'attention de tous les chefs de famille en général, qui, pleins de confiance dans les soins qu'on a promis de donner à leurs enfans placés dans diverses pensions, se reposent entièrement sur ces promesses qu'on dirait faites de bonne foi, et ne s'aperçoivent qu'ils sont trompés, que lorsqu'il est trop tard pour y remédier : c'est donc un service à leur rendre que de les en avertir. Autant je me suis plu à vanter ces maisons où l'on n'a à rien désirer et où le zèle va même au-delà de votre attente pour tout ce qui regarde la santé et l'instruction des pensionnaires, autant je devrais signaler la pension de garçons la plus considérable peut-être de Paris, dans laquelle on compte près de cinq cents élèves, dont plusieurs m'ont été présentés. Leur bouche était dans un tel désordre, qu'il m'a été impossible d'y rien faire, notamment à celle du fils ou neveu de M. Devinck, banquier. Le jeune homme a perdu entièrement, par une négligence qui mériterait plus que des reproches des parens, les quatre incisives et les deux canines de la mâchoire supérieure, à quatorze ans. Comment cela n'arriverait-il pas fréquemment, lorsque le chef de cet établissement prend cinq francs pour chaque enfant, pour le dentiste ; qu'il s'en attache un des plus famés, auquel il ne donne qu'un franc par élève, moyennant trois ou quatre visites par an, pour la totalité des enfans, faites en courant, quand il faudrait régulièrement y aller tous les quinze jours une fois, pour qu'on ait le temps de visiter plus de bouches et les bien traiter ? Je sais que M. Laforgue a refusé cet emploi, parce qu'il voulait faire son devoir, mais être mieux payé. Un autre, non moins habile, mais plus désintéressé sans doute ou plus disposé à ne prendre de peine qu'autant qu'on le paie, a cru devoir accepter.

CHAPITRE IV.

Du soin que les jeunes personnes de quinze à seize ans doivent avoir de leur bouche, jusqu'à ce qu'elles soient mariées.

C'est à quinze ou seize ans que les jeunes personnes quittent ordinairement leurs institutrices pour entrer dans le monde, et sont rendues à leurs familles. C'est à cet âge heureux, où la nature semble les combler de tous ses dons, en dévoloppant en elles toutes les facultés et tous les charmes qui les embelissent à nos yeux, qu'elles s'observent entre elles avec une malignité jalouse, et que leur moindre défaut n'échappe point à leur œil attentif, à leur inspection sévère. Malheur à celle qui offre à la causticité presque inexorable des autres, soit un maintien roide, un air gauche, soit une taille guindée, des gestes embarassés, une démarche lourde, des manières trop bourgeoises ; elle est à l'instant l'objet des chuchotemens et des petits sarcasmes, qui sont le prélude du triomphe qu'elles s'applaudissent d'avoir cru remporter sur elle.

Qu'on ajoute aux défauts naturels, qu'elles ont cru remarquer en elle, et qui sont passagèrement, pour la plupart, l'effet d'une timidité qu'on ne peut vaincre; qu'on ajoute, dis-je, à une toilette peu ou mal étudiée, une coiffure sans apprêts, une robe d'un mauvais goût, et mille autres riens qui la font juger sans rappel, par le petit aréopage plus enclin à critiquer qu'à applaudir, et l'on se fera une idée des épreuves par où doit passer une jeune fille qui débute dans les sociétés. Mais, excitées par l'envie qui, disons-le, est encore plus un vice du beau sexe que du nôtre, ces impitoyables censeurs ne la livrent-ils pas, sans miséricorde, à l'examen des hommes, comme pour les disposer à ne trouver en elle pas un seul des attraits qui pourraient les rendre moins sévères, et les fixer un instant en faveur de la débutante? Mais si quelqu'un s'avise de faire observer qu'elle a de très-belles dents, un sourire agréable; chacune, à la dérobée, jette un coup d'œil sur la glace, pour s'examiner elle-même et avoir un sujet de comparaison. Le trop fidèle miroir fait reculer de dépit toutes celles dont la bouche maligne, mais garnie de dents jaunes ou gâtées, venait de prononcer anathème. Les caquets ne sont plus animés, ils cessent tout à coup, et les belles dents triomphent. Celles qui sont alors désespérées d'en avoir de vilaines, rougissent, sont confuses, et s'isolent. Eh ! l'éloquent apôtre de la nature, l'immortel et sensible Jean-Jacques, n'a-t-il pas dit : *il n'est pas de vilaine femme avec de belles dents* ?

Mais qu'une jeune personne se présente, accompagnée de toutes les grâces ; que, sans coquetterie, sa toilette soit élégante et relève l'éclat de sa jeunesse ; qu'elle ait un teint de rose, de beaux yeux, un air noble et gracieux, une modestie naïve : elle enchante au premier abord ; elle voit, dans tous les regards, l'intérêt, l'admiration que sa présence inspire ; la critique est muette devant elle ; ses pareilles, malgré leur dépit secret, sont forcées au silence, et conviennent tout bas qu'elle est digne de tous les hommages. Mais, quand on est provoquée par un déluge d'éloges, il est imposible de ne pas répondre aux complimens qu'on reçoit ; elle veut sourire, et ses belles lèvres, une fois entr'ouvertes, laissent apercevoir, au lieu de deux rangs de perles, un difforme râtelier de dents longues, couvertes de tartre et mal rangées. Son haleine effarouche la louange : l'envie triomphe à son tour. Les adorateurs fâchés qu'elle ait ouvert la bouche, voudraient pouvoir retenir les félicitations dont ils se repentent d'avoir été prodigues. Elle a des dents affreuses, dit-on tout bas, quel dommage ! Voyez combien elle étale de grâces en dansant ! mais elle a une bouche que n'ose fixer son cavalier, qui semble vouloir, en précipitant ses pas, éviter même son souffle. Elle parle avec justesse et sans afféteries, sans mignardise ; mais, hélas! ce qu'elle dit, en sortant d'une bouche en désordre, n'a plus rien de suave et de séduisant. Toute sa personne avait captivé spontanément une assemblée nombreuse. On ne s'empresse plus auprès d'elle ; elle a des dents de buis ou d'ébène, attributs repoussans d'une vieillesse prématurée, qui la livrent à elle seule, malgré les autres avantages dont elle pouvait se glorifier et s'enorgueillir, mais qui ne prévalent pas, quoiqu'elle ne soit qu'au printemps de son âge.

Ovide propose, comme un préservatif contre l'amour, de faire rire la jeune fille qui est mal dentée. Mais l'art ne peut-il donc pas venir à son secours de manière à la préserver de voir employer contre elle cette ruse perfide ? Hommes qui voulez plaire, faites aussi que votre bouche ne répugne pas à celle qui a su vous captiver.

> Si Chloé dans ses dents vous offre quelque appas,
> Par les vôtres, Daphnis, ne lui répugnez pas.

Une demoiselle dont la bouche était en très-mauvais état, ayant chanté dans une société avec agrément, donna lieu à un mauvais plaisant, dont on demandait l'avis sur la chanson, de dire : Elle est jolie, mais *l'air* n'en vaut rien.

Voilà pourtant, et ne les perdez pas de vue, des tableaux trop vrais de ce dont j'ai eu l'occasion, comme observateur rapide, d'être témoin oculaire. Celle qui n'a pas le bonheur de réunir les qualités parfaites qui rendent accomplie, a cependant celui d'avoir de belles dents, une bouche dont l'haleine est aussi pure que celle de Zéphyr ; on oublie tout ce qui lui manque ; elle a de belles dents, elle est préférée ; tandis que celle qui ne peut en montrer que de vilaines, malgré tous les autres agrémens qu'on lui trouve et qu'elle veut en vain faire valoir, dédaignée, persifflée même, se voit exposée, dans l'âge où tous les cœurs volent au-devant de la beauté, à la désespérante fatalité de déplaire. — Mais ce malheur vient souvent moins de la négligence de l'être qui l'éprouve, que de celle de sa mère. Oui, c'est un grand malheur de déplaire lorsqu'on réunit tout ce qui peut produire le contraire; car il faut, malgré la fausse austérité d'une pruderie qui, chez certains parens, n'est que trop fréquente, qu'une fille se marie; et, pour se marier, il faut bien, avant tout, commencer par plaire et convenir à celui qui désire une compagne, une amie.

Voilà ce qu'a écrit à ce sujet une demoiselle de dix-huit ans, en 1784, dans une brochure intitulée : *Moyens de plaire.*

« Le désir de plaire, dit-elle, est en général l'ambition de toutes les jeunes personnes; quelquefois *on leur en fait un crime :* pour moi, plus indulgente pour mon sexe, je trouve que, si rien n'est plus naturel que ce désir, rien aussi n'est plus légitime, puisque nous sommes destinées à faire partie de la société, que nous en sommes le lien le plus nécessaire et le plus doux; ponrquoi nous serait-il défendu d'ambitionner une place dans un cœur qui doit un jour combler nos voeux? La même raison exige que nous distinguions le mérite, et que nous y soyons sensibles. Cette sensibilité produit l'estime, l'amour, qui naît de ce sentiment et qui est entretenu par lui, a un principe juste et noble.

» Il y a des personnes d'une sévérité outrée, qui déclament sans cesse contre l'amour, sans lequel elles n'existeraient pas, et qui l'accusent de tous les désordres de l'univers : c'est, selon moi, une grande injustice. L'amour est par lui-même le lien et le charme de la société; mais il prend la teinte des cœurs qu'il blesse. Dans une âme vertueuse, il donne plus d'énergie aux vertus : il se dénature et se corrompt dans les cœurs vicieux. En un mot, je prétends que l'amour, qui est trop souvent le père de tous les vices, peut et doit devenir le père de toutes les vertus.

» Mais il faut observer que l'amour, pour produire de si grands biens, doit nous être présenté des mains du devoir. Il faut que ce soit lui qui détermine une jeune personne à s'abandonner aux mouvemens naturels qu'elle sent naître dans son cœur, et que Dieu a placés ainsi dans le cœur de tous les hommes, pour former et entretenir la société ; sans cela, elle court grand risque de se perdre ou de s'égarer. »

Revenons à ce que nous disions plus haut : un homme, en faisant le choix d'une épouse, serait humilié que, dans ce choix délicat, on ne lui supposât pas de goût et de raison, de prévoyance et de discernement; et, comme il n'est point de vilaines femmes avec de belles dents, et, par conséquent, pas de jolies femmes avec des dents pouries; la sympathie qui lie les cœurs, ne pouvant naître de ce qui répugne au premier coup d'œil, la beauté, qu'on peut appeler une véritable DOT, manquant aux désirs de celui qui la recherche presque exclusivement, et pourrait s'en contenter, en ayant, comme on le voit souvent, une fortune suffisante pour être à l'abri des revers, il est presque toujours impossible que celle qui ne peut prétendre à produire un sentiment durable, compte sur la préférence qui sera indubitablement accordée à une autre, assez heureuse pour réunir tout ce que désire, avec raison, un homme difficile. Mouton, dentiste renommé, confirme mes assertions, en disant: « On saitcombien la perte ou le mauvais état des dents peut quelquefois nuire à la fortune. Que d'établissemens manqués par cette disgrâce! on voit des personnes qui passent aisément sur quantité d'autres défauts, dans le choix de leurs domestiques et de tous ceux, qui les approchent, extrêmement difficiles sur cet article, par le dégoût qu'on a naturellement d'une bouche en désordre, et la prévention où l'on est qu'elle indique d'autres infirmités (1). »

On m'objectera que la beauté passe, et que les qualités du cœur et de l'esprit durent toujours; qu'on doit, en y réfléchissant sagement, les préférer. Mais, comment expliquer cet attrait qui décide subitement et entraîne, comme par enchantement, vers un objet accompli, celui qui s'embrase à sa vue ? La vertu a sans doute des charmes puissans; mais ce qui frappe les yeux et les éblouit, arrive comme un rayon de feu, plus directement à l'âme, et la captive, en l'enflammant plus impérieusement que les suppositions les plus brillantes, que la certitude même de l'existence réelle de qualités morales les plus parfaites et les plus séduisantes. La vertu, cette émanation de la Divinité, a besoin que le tabernacle qui la renferme, impose aux yeux qu'on pourrait appeler les vedettes de l'âme. La vue d'un beau temple provoque le respect pour le dieu qu'on y révère. C'est donc ce temple,

(1) Pages 35 et 36 de son ouvrage.

c'est donc son tabernacle qu'il faut continuellement parer, décorer avec un soin scrupuleux et recherché, si l'on désire voir fléchir les genoux devant eux, ou plutôt devant ce qu'ils renferment.

L'homme, cet être privilégié, est de tous les animaux celui dont les dents sont une belle parure. Aucun animal n'a la faculté de sourire comme l'homme, dont les lèvres vermeilles font ressortir la blancheur de ses dents. Le singe, qui est sa caricature, fait des grimaces ; il ne sourit point. Si les canines de l'homme étaient ce qu'on appelle dans les animaux carnivores des crochets, elles déborderaient en se croisant des deux côtés de la bouche, et feraient horriblement grimacer la majestueuse face humaine, qui, dans les admirables mouvemens de ses muscles, exprime si bien tous ceux de l'âme, en peignant toutes les passions qui l'animent. Négliger ses dents, c'est donc ne pas sentir la dignité de son être !

Reprenons notre sujet.

Il est triste, mais il n'est pas ridicule d'avoir les dents mal rangées, parce qu'il est beaucoup de jeunes personnes dont les parens, cruellement sensibles, ont été effarouchés d'une opération de quelques minutes, et ont préféré laisser à de malheureux enfans, victimes de leur lâche résistance, des dents entassées les unes sur les autres, que de consentir à leur voir souffrir une douleur d'un instant. D'autres, plus répréhensibles, y mettent une indifférence dont il n'est plus temps qu'ils se repentent, lorsque tout le monde les accuse et les blâme d'être les auteurs d'un mal sans remède. Combien n'ai-je pas entendu de jeunes personnes qui venaient me consulter sur l'état de leur bouche, dire à leur mère : Ta tendresse pour moi m'a été plus funeste que profitable ! O ! combien doit être douloureux un pareil reproche ! Combien ne doit-il pas occasioner de regrets amers à celles qui se le sont attiré, par faiblesse ou par insouciance, quand elles auraient pu se l'épargner par une ferme résolution d'un moment !

Mais en excusant celles qui peuvent rejeter sur leurs parens le tort d'avoir les dents mal rangées, nous finirons par dire qu'il est honteux, impardonnable d'avoir des dents chargées de tartre ou d'un limon qu'on prendrait pour un enduit de rouille ou de vert-de-gris, et qui exhale une odeur cadavéreuse dont l'odorat le moins susceptible se sent affecté.

Il est peu de personnes qui ne sachent très-bien quand elles ont les dents fort sales ; aussi les voit-on se pincer les lèvres en parlant, comme si elles craignaient d'avoir justement à rougir de les montrer, et d'être taxées d'une malpropreté révoltante. Mais quand elles s'avisent de desserrer le *bec*, tous les nez se reculent ; et si l'on est forcé de ne pas s'éloigner d'elles, c'est qu'une espèce de pudeur retient dans cette position gênante, et qu'on n'ose pas avouer tout haut que, mettre ainsi les gens à la torture, c'est ne pas plus les respecter que soi-même.

« Celui qui n'a pas soin de ses dents, trahit par cette seule négligence des sentimens ignobles (1). »

Votre bouche en riant fait que mon nez rechigne
Du noir désordre de vos dents,
Sans que je leur impute une vapeur maligne
Qui, peut-être, vient du dedans (2).

---

(1) LAVATER, *Essais sur la Physiognomonie.*

(2) CONART, *Recueil de Poésies diverses.*

CHAPITRE V.

Aux Femmes mariées.

Après vous avoir recommandé, mesdames, le soin de votre bouche étant filles, je vous invite, étant devenues femmes, à prendre encore bien plus de précautions : je dis bien plus, parce que, si étant filles vous avez désiré attirer sur vous l'attention, et surtout rencontrer et fixer un ami pour la vie, qui fût orgueilleux d'unir ses destinées aux vôtres; autant vous avez cherché à faire naître dans son cœur ces sentimens délicieux qui font le bonheur de deux êtres rapprochés par les convenances, autant vous devez mettre de soin à les entretenir, par celui que vous prendrez de vous-mêmes ; car, de quelques qualités, de quelques talens, de quelques vertus que soit douée celle qu'un homme a choisie pour être la compagne de sa vie, il faut encore qu'elle sache alimenter et conserver son attachement par tout ce que son extérieur peut offrir d'agréable. Les beautés du corps ne sont que le vernis de celles de l'âme, et quand quelque chose de fastidieux affecte les sens, et produit des dégoûts journaliers, il est bien rare que le prix qu'on attache aux qualités du cœur, ne diminue pas en proportion de celui qu'on met aussi aux agrémens corporels. Cela est si vrai, qu'on voit tous les jours de jolies femmes faites pour plaire et trouver des partis avantageux, être, en quelque sorte, dédaignées par cela seul qu'elles avaient une bouche auprès de laquelle toutes les affections, tous les désirs expiraient.

Plus charmante cent fois que la fière opulence,
La propreté ravit mon cœur sans violence (1).

Il n'est pas rare d'entendre dire à des femmes mariées, avec un ton d'indifférence affligeant : Maintenant, que j'ai des enfans, et que les soins de mon ménage m'occupent toute entière, qu'ai-je besoin de chercher à plaire? C'était bon quand j'étais fille. Mais ce n'est pas exclusivement de plaire qu'il faut qu'une mère de famille s'occupe ; ce serait une chose fort ridicule, mais c'est de ne pas déplaire, ou plutôt c'est de s'appliquer à entretenir, dans toute sa pureté, le sentiment primitif qu'elle a su inspirer lorsqu'elle a contracté l'engage-

(1) *Art d'Aimer*, d'Ovide, chant troisième.

ment sacré d'être unie pour la vie à celui qu'elle a su captiver.

On m'objectera, sans doute, qu'il faudrait que le sentiment d'attachement qui doit lier deux époux jusqu'à la fin de leurs jours, fût bien peu solide, s'il ne tenait qu'à des dents plus ou moins belles. Je conçois aussi que, malgré les soins qu'une femme prendrait de l'entretien de sa bouche, elle pourrait être assez malheureuse pour avoir de très-vilaines dents, et qu'il serait très-affligeant pour elle que ce seul motif pût attirer et diminuer l'affection de son mari. Mais je prie d'observer que je ne parle que dans la supposition d'une négligence impardonnable qui peut produire, sinon de l'antipathie, mais peut-être du dégoût, et par suite du refroidissement de la part d'un homme dont la femme, faute de soins, perdrait une portion des charmes qui l'avaient décidé puissamment à s'unir à elle.

Qu'une femme soigneuse de sa personne ne puisse pas se garantir de la perte de ce qui la rendrait plus intéressante et plus précieuse aux yeux de son mari, et que le dégoût de la part de celui-ci résulte de cette perte, c'est un malheur; mais du moins, en l'éprouvant, elle peut se dire : Ce n'est pas ma faute. Au contraire, si celle qui n'a rien-fait pour rendre durable cette tendresse exquise qui naît de la réunion des vertus aux charmes extérieurs, voit insensiblement diminuer, à sa honte, ces attentions qui indiquent une constance affectueuse, ces prévenances si douces de tous les instans, et qui naissent du plaisir pur qu'on éprouve en fixant un objet aimé, qu'elle s'en prenne à elle-même ; car chercher à plaire est d'abord une preuve qu'on aime ceux qu'on veut attacher à sa personne. L'indifférence pour soi-même, le désordre, l'imprévoyance, la malpropreté, vice hideux qui dégrade tout être qui en est entaché, annoncent un cœur sec, point aimant, un esprit étroit, de la bassesse et des goûts ignobles ; on dirait même une froideur insultante qui éloigne les hommes, parce qu'elle les rebute, les fatigue et les attriste. S'il était possible de les changer et de leur ôter jusqu'aux sensations naturelles qui les font s'écarter ou se rapprocher de ce qu'ils recherchent, certes, il n'y aurait aucun risque à courir, en ne se souciant point de leur plaire. Mais ils sont ainsi faits, et je m'entends mieux à redresser une dent difforme que leurs travers.

Les hommes, que la censure corrige rarement, sont tous, plus ou moins, comme ces sultans qui jettent toujours le mouchoir à la plus belle, ou à celle qui leur convient le plus. C'est à la femme qui a su devenir la favorite, à savoir aussi les garantir long-temps des préférences qui peuvent lui nuire et l'affliger. Quand une femme cesse de plaire et vous fait repentir du choix qu'on a fait d'elle (il faut être vrai), c'est presque toujours sa faute, à moins qu'elle n'ait un de ces bourrus farouches, irascibles et mécontens d'eux-mêmes comme de tout ce qui les entoure. Alors toute félicité disparaît autour d'elle ; l'ennui, la tristesse, l'infortune même lui succèdent, et son ménage n'est plus qu'un tombeau dans lequel elle se trouve ensevelie vivante.

Cependant répétons avec le poëte célèbre, pour celles qui sont dignes de tous nos hommages :

» Le ciel a fait les femmes
Pour adoucir nos chagrins, nos humeurs,
Pour nous calmer et nous rendre meilleurs (1). »

Mais, où m'emporte, en tenant la plume, le désir bien excusable de m'écarter de mon

(1) VOLTAIRE, *dans Nanine*, scène 1re.

sujet pour me livrer au plaisir de tracer quelques vérités utiles ! il faut y revenir.

Les dents étant le plus bel ornement de la bouche, qu'une femme n'ouvre habituellement que pour dire une foule de choses, ou de riens aimables qui flattent plus que tous les discours de nos plus éloquens rhéteurs, il faut donc, d'abord pour elle-même, ensuite pour les autres, qu'elle soigne, chaque jour, ce dont elle fait un si agréable usage ; car les plus jolies choses proférées par une bouche que l'odorat devine avant que l'oreille les entende, perdent de leur valeur, comme les fleurs que flétrit le moindre souffle empoisonné, n'arrivent à vous chargées, pour ainsi dire, que de particules d'air putride, qui fatiguent l'attention et donnent des nausées à la place de sensations voluptueuses.

Certainement une femme mariée dont les dents mal entretenues répugnent à la vue, et font qu'on prendrait pour une grimace chaque sourire qui lui échappe, risque de causer de la répugnance à l'homme qui voudrait l'entourer de toute sa tendresse.

« La plus aimable femme est tristement changée,
Quand son ris nous découvre une dent mal rangée.

La longueur en révolte, ainsi que la noirceur,
Et chaque homme en devient l'implacable censeur (1). »

Qu'elle ne s'en prenne donc qu'à elle-même, si malgré les prévenances réitérées de sa part, celui qu'elle avait su charmer, lui échappe, pour aller porter ailleurs ses soins, ses affections ou ses hommages; qu'elle apprenne que le dégoût amène l'indifférence d'où naît, trop souvent, l'infidélité. Ainsi les choses graves, dans ce monde, se rattachent aux choses minutieuses en apparence. Femmes mariées, tâchez donc, je vous le recommande, de conserver vos dents belles, ou du moins de les entretenir propres, puisqu'il peut arriver qu'il résulte pour vous, en négligeant des précautions très-faciles, des chagrins cuisans qu'il est aisé d'éviter, et qu'une seule visite tous les ans, d'un dentiste habile, peut vous épargner. D'ailleurs si vous avez des filles, ne devez-vous pas être en tout, leur plus parfait modèle? soyez sûres que, si elles vous voïent négliger votre bouche, elles croiront ne devoir attacher aucun prix au soin de la leur, et vous imiteront dans votre insou-

---

(1) *Art d'Aimer.*

ciance, comme elles s'empresseront de vous copier, si elles vous voient faire le plus grand cas de vos dents et de leur propreté.

Mais tâchons de réfuter et de détruire un vieux préjugé.

Il n'est pas rare d'entendre dire à presque toutes les femmes mariées, auxquelles il manque des dents, qu'elles les ont perdues pendant leurs grossesses, et qu'à chaque enfant qu'elles ont eu, elles ont payé d'une ou de plusieurs dents, le douloureux avantage de devenir mère.

Ce malheur a sa source dans le fatal préjugé, qui fait croire qu'une femme enceinte ne doit jamais faire toucher à ses dents; tandis qu'au contraire, c'est précisément dant cet état qu'il faudrait apporter les soins les plus scrupuleux, les plus minutieux même à les conserver, à les nettoyer avec une brosse et un peu d'eau tiède, toutes les fois qu'une femme enceinte est obligée de vomir.

Les sucs de l'estomac, quoique joints aux substances élémentaires, ont une action destructive sur les dents. « O jeunes épouses! s'écrie, à cette occasion, l'auteur érudit du *Dentiste de la jeunesse*, M. Duval, page 75, vous qui payez si souvent, par des vomissemens les doux avantages de la maternité, ne négligez pas de laver promptement votre bouche après cette crise, si vous voulez conserver vos dents. Autrement, une ou plusieurs d'elles, d'une texture plus délicate, seront particulièrement affectées de carie ; ensuite viendront les douleurs, qui, quoi qu'elles puissent tenir à une autre cause, vous forceront pour votre santé à en faire le sacrifice. L'abondance de ces eaux qui inondent votre bouche, n'en exige pas moins les ablutions fréquentes ; elles contribueront à empêcher que vos dents n'en perdent leur brillant. Plus d'une fois aussi, vous avez accusé le lait de les rendre jaunes pendant le temps que vous nourrissiez : cette remarque qui n'a pas échappé à un célèbre médecin de Paris, Lorry, dans son Traité sur les maladies de la peau, doit aussi vous engager à veiller sur la propreté de votre bouche, et à ne pas laisser séjourner le tartre sur vos dents pendant l'allaitement. Il faudrait, de plus, les faire visiter par un dentiste, au moins tous les mois, pour s'assurer s'il ne s'y forme pas un point de carie, sur quelque dent qui se perdrait en peu de jours. »

Pourquoi les femmes doivent-elles moins négliger leurs dents, dans l'état de grossesse, que dans aucun autre temps? c'est que nécessairement, dans cette situation forcée quoique naturelle, toute la machine étant en travail pour la formation et le développement d'un nouvel être dans les flancs maternels, tous les organes sont continuellement en action. Alors l'organe dentaire étant un de ceux qui sont les plus susceptibles des diverses impressions, qui agissent alternativement ou simultanément sur toutes les parties du corps, il n'est pas étonnant que les femmes enceintes, qui doivent éprouver dans cet état des effets tout contraires à leurs dispositions habituelles, ne soient exposées à des dérangemens fréquens, à des infirmités passagères, dont la bouche surtout est moins exempte que le reste. Le sang, devenant plus abondant, porte partout, avec violence, les humeurs qu'il charrie plus impétueusement que dans un autre temps; et, de même qu'il survient des taches à la peau, des rousseurs, de même les gencives et les dents doivent plus ou moins être affectées : le limon, s'il y a déjà disposition, sera plus abondant, plus corrosif, les caries plus fréquentes, ainsi que les douleurs qui en proviennent.

Si une femme qui a souffert des douleurs

de dents, pendant ses grossesses, a eu six ou sept enfans, comme cela se voit communément; si, par négligence ou toute autre cause, elle a perdu, à chaque enfant, une dent, quelquefois deux; si enfin, ce qui peut arriver, elle a, tous les ans, un enfant jusqu'à quarante ans, il ne sera pas étonnant qu'elle ait la bouche tout-à-fait dégarnie, et qu'elle paraisse beaucoup plus âgée qu'elle ne l'est effectivement. Sera-t-il temps alors de se repentir d'avoir si peu songé à se garantir de cette irréparable privation, à l'âge où les femmes, ordinairement parvenues à tout le développement de leurs facultés morales et physiques, devraient jouir et être fières d'une existence corroborée par les dépenses que la nature, toujours active et libérale, a faites en leur donnant cette fécondité merveilleuse qui, provoquant en leur faveur les plus respectueux sentimens, les a rendues moins timides, plus confiantes, plus libres, plus vigoureuses, sans que, néanmoins, elles perdissent rien de cette pureté qui commande à la fois la vénération et l'amour?

En effet, remarque-t-on, chez les vieilles filles, cette mâle fermeté qui distingue, presqu'en général, les femmes mères d'un ou de plusieurs enfans ; cet aplomb qui leur donne plus d'importance, en enfaisant, pour ainsi dire, une classe à part dans le monde ; cette franchise, cette raison qui les caractérisent et embellissent leur conversation ; cet ordre qui règne autour d'elles, cette surveillance attentive, cette prudence qui règlent toutes leurs actions? C'est que les vieilles filles, n'ayant pas eu l'avantage de jouer le beau rôle de mère, pour lequel la nature les avait formées et destinées, et d'être, en cela, plus dignes des hommages et de la tendresse de l'homme, voient rarement changer pour elles les jonquilles de la langueur en roses de la santé, qui fortifie l'âme, lui donne de la noblesse, de l'élévation et de l'énergie.

On ne saurait donc trop recommander aux femmes mariées, d'avoir, pendant le cours de leur grossesse, le plus grand soin de leur bouche, pour se ménager les pures jouissances que procure une longue santé, récompense ordinaire, à laquelle ne peuvent pas toujours prétendre celles qui n'ont point connu le mariage et les maux qu'il en coûte pour être mères.

Ce sera, sans doute, faire plaisir à mes lecteurs que de citer à la fin de ce chapitre qu'il m'a fallu traiter un peu sérieusement, une lettre très-plaisante et la requête en vers qui l'accompagne. On va voir, dans cette ingénieuse allégorie, quel prix la beauté a su attacher dans tous les temps, à la conservation d'une dent, et combien elle en met à la remplacer promptement, quand elle a le malheur de la perdre.

Un homme d'esprit écrit à une de ses amies : « Mais vraiment, madame, je vous suis bien obligé! il faut que j'apprenne par la *gazette de Cythère*, ce que j'apprendrais de vous-même avec plus de plaisir.

» Le capitaine d'une jolie barque, que la tempête a jetée sur nos côtes, nous a informés des différentes choses relatives au gouvernement des îles où Vénus règne en souveraine; et surtout que cette déesse, qui commence à devenir âgée, a perdu une de ses dents, par aventure. C'est pourquoi, sur le rapport qu'on lui a fait, qu'il vous en était venue une depuis votre grossesse, elle vous a présenté requête pour la demander. Le capitaine de ce petit navire nous a même donné, fort poliment, copie de cette requête, et la voici : vous la lirez, s'il est possible qu'elle ne vous soit pas encore parvenue.

*Requête de Vénus à Madame ***, à qui il a poussé une dent depuis qu'elle est grosse.*

A l'aimable *** dont l'esprit gracieux
Est aussi brillant que ses yeux :
Supplie avec instance, et sur un bon augure,
Vénus, dame de Cypre, Amathonte, Paphos,
Cythère et d'autres lieux, tant îles que châteaux,
Mère d'Amour, le roi de toute la nature:
Disant que l'autre jour, ayant imprudemment
Voulu casser une noisette,
Une des dents, hélas! trop fragile ornement,
Que sa bouche vermeille, appétissante et nette,
Conservait précieusement,
Se brisa malheureusement.
Dont les Grâces en deuil soupirent sur l'herbette
Et, l'œil en pleurs incessamment,
Déchirent, de dépit, leur blanche collerette.
Son Adonis, accablé de tourmens,
Fait taire sa douce musette,
Dont il jouait pour elle à tout moment,
Et la laisse aujourd'hui flotter négligemment.
L'Amour, en proie à ses alarmes,
Abandonne au hasard son carquois et ses armes.
Les Jeux volent nonchalamment ;
Les Ris sont sérieux ; le Plaisir tristement
Se promène étonné de répandre des larmes.
Vénus enfin, Vénus donnerait tous ses charmes
Pour recouvrer cet agrément.
Les Camérons, les Carmelines,
Réparateurs de perles fines,
Des belles bouches de Paphos,
Ont voulu de sa dent rajuster les morceaux.
Le mastic, le fil d'or, des essences divines,

Tout leur art n'a rien opéré;
Mais un jeune zéphyr, son messager fidèle,
Lui vient joyeusement apporter pour nouvelle,
Pendant qu'à ses chagrins son cœur était livré,
Que l'effort de l'hymen, qui doit vous rendre mère,
Vous a fait pousser une dent
Dont, illustre ***, vous n'avez pas affaire,
Ayant en bon état le nombre compétent.
Ce considéré, qu'il vous plaise
A la suppliante accorder
Cette dent qui lui manque, et qu'à vous demander
L'engage sa douleur qu'aucun secours n'apaise.
Elle, Vénus, promet aussi de vous céder
Sa ceinture en attraits féconde
Que la noble Pallas, pour vous en faire don,
Lui déroba quand vous vîntes au monde.
Au surplus son fils Cupidon,
Si de vos tendres feux, c'est un fils qui doit naître,
Jure sur son carquois et s'oblige aujourd'hui
De partager son empire avec lui.
Mais si c'est une fille à qui vous donniez l'être,
Comme elle vous ressemblera,
Vénus qui, tout au plus, prétend vous être égale,
Alors, au lieu d'une rivale,
En aura deux qu'elle protégera,
Et qu'à jamais elle aimera.
Fait dans les bosquets de Paphos,
Sur un tapis de fleurs, le matin jour sixième
Du mois du dieu vaillant qui forme les héros,
L'an mil sept cent trente-neuvième.

» Comme il ne faut pas mettre les dieux de mauvaise humeur, autant qu'on peut, j'ose joindre mes prières à celles de Vénus. »

CHAPITRE VI.

Aux Femmes âgées.

Il y a trois périodes pour tout ce qui existe et tout ce qui respire sur la terre : le commencement, le milieu et la fin.

Pour tout ce qui respire, le commencement se compose de la naissance ; le milieu, de la vie ; la fin, de la mort. La vie se compose de quatre âges : l'enfance, la jeunesse, l'âge viril, ce qui est l'âge de la force chez les deux sexes, et la vieillesse. Il y a plusieurs gradations dans ces quatre âges qui sont, l'adolescence, la puberté, la maturité, le déclin, la caducité, la décrépitude. Chaque sexe est soumis aux diverses infirmités qui sont le triste apanage de notre être, ce qui a fait dire à un poëte philosophe :

« C'est au prix des douleurs qu'on paye l'existence. »

L'enfant souffre quand les dents lui viennent ; l'adolescent, lorsqu'il arrive à l'époque des dents de remplacement ; l'homme fait, lorsqu'il commence à les perdre ; le vieillard et tous, en les perdant. Ainsi, la nature, aussi rapide, aussi active, dans ses créations que dans ses destructions, est perpétuellement occupée à produire et à détruire. C'est donc une allégorie fausse, que celle dans laquelle les peintres représentent le Temps sous la figure d'un vieillard tenant une faux à la main, quand, ni jeune, ni vieux, le Temps toujours nouveau, sème et moissonne à la fois.

Un ancien adage dit : *Debetur puero reverentia.* On doit du respect à l'enfant, sans doute parce qu'il est faible et qu'il a besoin du secours d'autrui ; parce qu'il périrait, si on l'abandonnait à lui-même ; parce que sa débile existence, à cette époque où il entre dans le cercle étroit de la vie, ressemble à la décrépitude qui doit le ramener aux infirmités par lesquelles il débute dans ce monde d'où elles le feront sortir, en dispersant tout ce qui est matière.

On ne s'avise jamais de ridiculiser l'infirme et chancelante enfance ; elle n'est point en butte aux plaisanteries niaises ou amères, aux sarcasmes outrageans, au rire sardonien. Les nourrices, les bonnes d'enfant, les sévreuses, comme par un égal instinct, les mères surtout s'acquittent avec plaisir des soins, souvent repoussans, qu'exigent ces petits êtres qui, à leur tour, serviront également ceux qui leur devront la vie, cette vie composée, presque sans lacunes, de soucis, de contrariétés, d'espérances, de traverses, de dépendances, d'ennuis, de dégoûts, de peu de jouissances, et de douleurs.

Outre le respect que l'on doit à l'enfance, il faut encore avoir pour elle beaucoup de patience, de tolérance, de complaisance de tous les instans. L'enfant est un petit sauvage difficile à apprivoiser. Mais si tous ces égards sont dus à l'enfance, qui ne les obtient que par sa faiblesse intéressante et les espérances lointaines qu'elle offre en échange des soins assidus qu'on lui prodigue, combien ne doit-on pas de vénération, de soins respectueux à la vieillesse, trop dédaignée de nos jours (1)?

---

(1) Lorsqu'un vieillard paraissait dans les spectacles à Athènes, tout le monde se levait spontanément en signe de respect. Combien de jeunes gens dans ce siècle auraient grand' besoin d'aller à une pareille école, car on dirait, en les voyant si peu respecter les vieillards, qu'ils semblent croire ne devoir le devenir jamais! C'est pour cela, peut-être, qu'il en est tant qui font tout ce qu'il faut pour ne pas parvenir à une belle et saine vieillesse?

On pardonne à l'enfant ses caprices, ses colères; les infirmités de son âge ne rebutent ni ne dégoûtent; on entoure son berceau de fleurs; on l'accable d'offrandes; on remplit ses petites mains de bonbons et de joujoux; on n'en reçoit pour récompense que des larmes; mais on le couvre de baisers.

Une jeune fille, qui n'est encore qu'un bouton de rose, est l'objet de la prédilection de ses parens. On l'idolâtre : son père et sa mère ne la contemplent jamais assez; leurs cœurs palpitent lorsqu'ils pressent contre leur sein cette innocente créature dont les moindres caresses leur promettent des jouissances délicieuses, alors que leurs fils, entraînés par l'amour de la gloire, ou l'attrait de toute autre vocation, ne leur ont laissé, en quittant la maison paternelle, que cette fille pour toute consolation de leurs vieux jours.

Pourquoi donc, par une indéfinissable bizarrerie, sommes-nous assez insensibles, assez ingrats, pour dédaigner, ridiculiser les vieillards, les vieilles femmes, plus encore les vieilles filles, et avoir même pour ces dernières une sorte d'aversion? Ce sexe, auquel nous devons tant, ne mérite-t-il pas à tout âge notre déférence? Ces *vieilles* (1) qui, trop souvent sont l'objet des injustes mépris, non-seulement des hommes, mais des autres fem-

---

(1) Au lieu de dire ces *vieilles*, comme on le dit, pourquoi ne dirait-on pas ces *vieillardes?* On dit bien *bavardes*, *savoyardes*, *bâtardes*, *gaillardes*, etc.; il semble que les régulateurs de notre langue aient négligé de l'enrichir, en refusant à beaucoup de mots des féminins qu'ils n'ont pas. On dit bien *reine*, féminin du mot *roi;* mais on ne dit point *seigneuresse*, qui devrait être le féminin de *seigneur*. Le mot *vieillard*, dans son acception, semble fait pour être accolé à l'épithète *respectable*, au lieu que le mot *vieille*, presque toujours pris en mauvaise part, est comme inséparable du dédain, et de la dérision. Je ne suis point néologue; mais, quand je veux rendre ce que je sens, et qu'un dictionnaire, qui se croit riche, me refuse le mot avec lequel je veux peindre ce que j'ai conçu, je m'irrite en écrivant, comme si, en voulant faire une opération difficile, je n'avais pas sous la main l'instrument sans lequel je ne pourrais réussir. Je ne saurais donc passer pour ridicule, en sentant, comme tous ceux qui veulent écrire, qu'on serait bien moins arrêté qu'on ne l'est souvent, sans une vraie disette de mots; et si, au lieu de périphrases et de circonlocutions, qu'on est forcé d'employer, on avait des expressions convenues et reçues, qui nous manquent, pour peindre plus clairement et avec plus de précision sa pensée.

mes, n'ont-elles rien fait, pendant leur longue carrière, pour être traitées avec plus de ménagemens et se voir entourées de plus de considération, que l'esprit de frivolité qui domine

---

Quel que soit le résultat de mon observation, en la traçant telle qu'elle m'a passé par la tête, je la mets en circulation, en me disant : elle ne sera peut-être pas perdue? Après tout, pourquoi un chirurgien-dentiste, qui peut être littérateur comme un théologien, mécanicien ou médecin, n'inventerait-il pas et ne ferait-il pas admettre, s'il veut écrire, quelques mots inconnus, nouveaux, inusités, dont le déficit réel fait brèche dans nos dictionnaires? Tout ce qui pourrait en résulter, c'est qu'en voulant s'égayer sur son compte, quelque plaisant dirait : C'est qu'il a voulu mettre à notre grammaire des dents qui lui manquent, ce qui la fait parfois bulbutier. Au surplus, qui pourrait trouver mauvais ou inconvenant, que moi, dentiste, je voulusse entreprendre d'extirper les vieux chicots de notre ancienne académie, pour orner d'un râtelier neuf et complet sa bouche en désordre?

Que dirait-on, si une puissance académique avait arrêté et fixé, selon son bon plaisir, un nombre déterminé d'instrumens pour tous les arts, sans qu'il fût licite à quelque génie créateur d'en inventer, d'en perfectionner qui fussent plus commodes, ou sans lesquels un art quelconque n'eût pu faire un pas de plus? Si on me répondait qu'elle exige et qu'il faut

dans les sociétés, que l'égoïsme et l'ingratitude presque universels, ne leur en accordent?

Voyez cette mère courbée sous le poids des ans, dont les rides vénérables se comptent par le nombre de ses enfans et de ses petits-enfans; que ne lui doit-on pas! Partout où elle paraît n'a-t-elle pas droit aux prévenances, aux attentions, à la préséance? Saurait-on jamais la payer assez de tout ce qu'elle a fait, de ce qu'elle a souffert, pour élever une famille nombreuse? Faudra-t-il, parce que de longs travaux, des chagrins, des souffrances, des maladies et l'âge, lui ont fait perdre les agrémens qui, avant qu'elle fût devenue mère, attiraient sur elle tous les regards, elle soit délaissée, livrée à elle-même et reléguée loin du monde, dans la solitude, quand, par son

---

que je brise à l'instant tous ceux de mon invention, ou ceux que j'ai rendus plus parfaits et nouveaux par d'heureux changemens; croit-on que je serais assez docile pour me soumettre à cette espèce de despotisme qui ne servirait qu'à entraver le génie?

On verra, dans mon second ouvrage *de l'Art opératoire du Dentiste*, qui paraîtra sous peu, les modèles de tous les instrumens perfectionnés dont je décris la forme et l'usage.

expérience, souvent son esprit et ses vertus, elle a tant de quoi faire oublier qu'elle est bien loin du printemps de sa vie, que l'inexorable main du temps a changé sa blonde ou brune chevelure en cheveux argentés, que son costume d'un demi-siècle est proscrit par la mode, et surtout que sa bouche, jadis vermeille, aujourd'hui décolorée, est presque dégarnie de ses dents ?

O ! combien, au lieu d'être à charge, ne doit pas être précieuse l'existence d'une grand'-maman dans une famille pour laquelle il est rare qu'elle n'ait pas consacré ses plus beaux jours, usé sa vie laborieuse, souvent dans les angoisses, les peines et les ennuis ! Quand la tombe fatale la réclame, honte à ceux qui ne sauraient la regretter, ni la pleurer ! Car l'habitude de la voir attentive, de jouir de sa présence, de ses soins, de l'entendre raconter ce qui s'est passé sous ses yeux, ce qu'elle a su prévoir pour les siens et sa postérité, doit laisser un grand vide dans la maison dont elle était la respectable doyenne, et dans le cœur de ses enfans dont elle était le meilleur guide.

Voyez cette vieille fille qui n'a pu se marier faute de fortune ou de beauté, deux choses absolument indépendantes de nous ; vous la trouvez revêche, caqueteuse, atrabilaire, médisante, mécontente de tout, hargneuse et caustique. Vous riez de sa perruque rajeunissante, de ses falbalas antiques, de ses yeux caves, de ses joues ridées, de sa mâchoire allongée, démeublée ; vous craignez plus, dites-vous, sa langue que ses dents, parce qu'elle n'a plus que quelques noirs chicots. Mais vous, qui semblez vous appesantir sur des défauts inséparables de la vieillesse qui vous talonne à votre tour, vous qui ne parlez d'elle que pour la peindre en traits hideux, pourquoi verser sur elle le ridicule à pleines mains? Vous ne songez donc pas que, si elle est restée fille, c'est qu'elle a préféré le célibat qui excite votre malignité déplacée, au doux plaisir peut-être de ne pas abandonner un père dont elle a su consoler les vieux ans, et pour lequel, souvent infirme, elle a su remplacer tout ce qu'il avait perdu? Elle est vieille ; elle a été condamnée par le sort, comme vous le serez peut-être, à demeurer fille ; mais son cœur n'a-t-il pas souffert du long veuvage qu'elle s'est imposé? Elle a, quoi qu'on en dise, des vertus que bien d'autres n'auraient pas le courage de pratiquer.

Vous, jeunes et sémillantes étourdies,

pensez donc sérieusement que chaque pas aussi vous mène à la vieillesse. Ne serez-vous pas alors contentes qu'on use envers vous de cette indulgence que vous semblez ignorer, et qu'on doit aux défauts que donnent les années, défauts qui naissent presque toujours des contrariétés, du dépit, des privations humiliantes qu'on éprouve en l'absence des égards qu'on attend de ses semblables dont la désolante malignité, l'accablante injustice, le froid dédain, donnent de l'humeur et la continuelle envie de s'en venger. Il n'est donc pas étonnant que des vieilles filles, telles que celles que je viens de peindre, soient vindicatives, même méchantes, inexorables, comme on l'a été envers elles, dès qu'elles ont cessé d'être jeunes.

Si l'aile de l'Amour, au printemps de votre âge,
Caresse mollement votre joli visage,
Où folâtrent les ris, où brille le plaisir,
Le temps sur vous, bientôt, viendra s'appesantir,
Et de sa main de fer sillonner son ouvrage.
Alors on vous verra, retenez ce présage,
A votre tour, jeune et tendre Zelmir,
Méchante par dépit, vous irriter, gémir
De n'avoir plus rien en partage.

Femmes qui avez à vous plaindre des rigueurs de l'âge, que n'ai-je à ma disposition la fontaine de Jouvence, je vous inviterais toutes à venir vous y rajeunir. Mais mon art ne peut que vous empêcher de paraître moins âgées : c'est beaucoup; je vous offre des ressources qui sont seules en mon pouvoir.

On voit des femmes âgées avoir plutôt encore de bonnes dents que de belles. Elles doivent être extrêmement jalouses de les conserver jusqu'à la fin de leurs jours; car c'est le dernier ornement dont elles puissent se glorifier. Ce n'est jamais impunément, pour les dents qui restent à cinquante ou soixante ans, qu'elles éprouvent le moindre choc. Les sucs nourriciers n'ayant plus cette vigueur que leur donne la jeunesse, il faut donc suppléer à cette insuffisance par les soins quotidiens que demande l'entretien de sa bouche. Quand, après avoir eu des richesses, il reste encore quelques perles, pourquoi les laisser se ternir, ou se dégrader entièrement? la propreté, vertu de tous les âges, ne doit-elle pas nous inciter, quand la vieillesse nous courbe, nous ride, nous dessèche, et nous mine en détail, à faire usage fréquemment des moyens de voiler au moins, au profit de l'amour-propre, les torts qu'elle nous fait?

Je vois souvent des femmes de soixante ans, auxquelles il ne reste que quatre ou six dents à chaque mâchoire, et qui semblent n'y plus tenir, soit parce que le regret d'avoir perdu les autres, leur donne de l'insouciance pour celles qui leur sont restées fidèles, soit parce que la crainte de les ébranler en y touchant, de les perdre, leur ôte l'envie de les entretenir. Cependant, elles pourroient à la rigueur, les conserver; il est vrai que souvent on pourrait croire qu'un dur mastic enveloppe ces tristes reliques, et qu'il ne forme, par son amalgame avec elles, qu'une ou deux seules dents de toutes, tant elles sont chargées d'un tartre épais qui contribue à leur prochaine destruction.

« Abdal-Samud, oncle des deux premiers califes de la maison des Abbassides, a vécu fort long-temps et n'est mort qu'en l'an 185 de l'Égire, sous le califat de Haroan. On dit de lui qu'il ne perdit jamais une dent, parce que ses deux mâchoires, tant la supérieure que l'inférieure, étaient chacune d'une seule pièce (1) ».

L'expérience prouve que les dents de cet

---

(1) *Bibliothéque Orientale*, page 10, par Herbelon.

homme, étaient enveloppées d'une masse de tartre, et que, dans ces climats, comme dans les nôtres, il y a des gens qui se doutent à peine qu'ils ont des dents, ce qui, comme on le voit, leur en procure une surabondance effrayante.

Je me rappelle qu'un grand seigneur de Cordoue en Espagne, pendant mon séjour en ce pays avant sa révolution, vint tout exprès à Madrid, pour se faire faire une opération qu'il croyait devoir être très-douloureuse. La seule dent qui lui restait de la mâchoire inférieure, était une canine enduite à la longue d'un tartre très-épais, et tellement devenue volumineuse par les couches successives qui s'y étaient agglomérées, que les médecins, étonnés de cette monstruosité, l'adressèrent chez moi pour en connaître à fond la cause. En voyant cette espèce de défense d'hippopotame, qui ne paraissait pas faite pour appartenir à une mâchoire d'homme, je fus vraiment stupéfait, car c'était une nouveauté pour moi, comme c'en avait été une pour les docteurs qu'on avait consultés. Après l'avoir bien examinée, je vis que cette curiosité n'était qu'un triple enduit de tartre très-solide, dont la seule dent qui restait était entourée, et j'en fis aisément l'extraction. Croira-t-on qu'elle pesait deux onces et demi et qu'elle obstruait les deux tiers de l'ouverture de la bouche, comme une petite tour restée seule au milieu des ruines d'un vieux castel ?

Geraudly, chirurgien-dentiste du feu duc d'Orléans, en 1737, rapporte dans son *Art de conserver les dents*, page 135, un fait à peu-près semblable. » J'ai vu, dit il, une personne à qui le tartre ou tuf était devenu d'une grosseur si demesurée, qu'il s'était joint d'une mâchoire à l'autre et empêchait le mouvement de la mâchoire inférieure. Il ne restait qu'une petite ouverture pour passer le bouillon ou quelque autre chose, afin de nourrir le malade, etc. »

J'ai eu souvent l'occasion de voir des vieillards dont la langue était excoriée par le frottement perpétuel de dents tellement usées, qu'elles présentent des aspérités quelquefois aussi tranchantes que des petits morceaux de verre cassé. Il suffirait de les limer pour donner à la langue son état naturel, en la débarrassant des ces voisines incommodes. Il faut qu'on se persuade bien que cette opération, toute simple qu'elle paraisse, est de la plus grave importance. Une dame que j'ai connue, est morte d'un ulcère à la langue, occasioné par une irritation continuelle, causée par l'aspérité d'une grosse molaire cariée, qu'elle eut l'entêtement de ne pas vouloir se laisser limer malgré mes instances, les représentations de son médecin et de sa famille.

CHAPITRE VII.

Des Dents artificielles.

Tous ceux qui tirent les dents, ne sont pas toujours assez habiles pour les *bien extraire*, car il se présente, à chaque instant, des difficultés nombreuses et nouvelles que la science même n'a pu prévoir, que l'expérience n'a jamais rencontrées et qui embarrassent souvent le praticien le plus exercé. Aussi ne voyons-nous que trop de personnes qui ont à se plaincre de la cruelle maladresse de ceux auxquels elles se sont malheureusement confiées. (Voyez mon mémoire dans le journal de médecine de juillet 1816). Que de graves accidens n'en résulte-il pas ! il est donc bien important de s'adresser, autant qu'on le peut, à un homme instruit, au lieu de s'abandonner entre les mains du premier venu et d'avoir à craindre de s'exposer à de plus grands maux que celui dont on désire se débarrasser. Sans doute il est beau de savoir bien opérer, de savoir bien extraire les dents, et mieux encore de savoir employer les moyens de les conserver toutes les fois qu'il est possible. Mais tout cela ne suffit pas pour constituer le vrai dentiste qui doit être familiarisé avec toutes les parties de son art et les connaître parfaitement. Il en est une aussi qui demande principalement beaucoup d'intelligence, d'habitude, d'adresse et de tact, parce qu'il faut inventer, combiner les proportions, assortir, ajuster, polir et fixer avec la dextérité et la perfection qu'on doit attendre d'un excellent mécanicien. Il s'agit DES DENTS ARTIFICIELLES.

Pour bien mettre une dent, il faut en avoir fait, en avoir manqué des milliers : c'est l'écueil du dentiste ; c'est ce qui fait sa renommée ou l'empêche d'obtenir une réputation, car il faut qu'il sache et qu'il ait la bonne foi de dire, sans être jamais guidé par un vil intérêt, s'il est dangereux ou avantageux de remplacer une ou plusieurs dents par des dents artificielles, parce qu'il est des cas où il est nuisible d'en mettre, comme il en est beaucoup où il est extrêmement nécessaire d'en placer, pour aider puissamment à la conservation de celles qui restent.

Celui qui ne sait qu'ôter les dents, c'est-à-dire *détruire*, n'est pas dentiste. Celui qui sait et préfère les conserver, celui qui en sait faire, et, qui plus est, sait bien les mettre, c'est-à-dire sait corriger, remplacer, imiter la nature, enfin créer, tirer, pour ainsi dire, la vie de la mort, est dentiste, et un homme habile.

Un ancien praticien disait : « Puisque rien ne vieillit plus que le défaut des dents, surtout au devant de la bouche, de quelle ressource est pour nous l'art qui, tantôt nous remet dans notre état naturel, et tantôt semble reculer la vieillesse ! »

Malgré tous ces avantages présentés, préconisés dans les écrits des savans, il n'est pas étonnant que beaucoup de personnes montrent de la répugnance à faire remplacer les dents qui leur manquent, par des dents artificielles. Comment cela ne serait-il pas ? n'entendent-elles pas dire à la plupart de celles qui s'en sont fait mettre, qu'elles tombaient à chaque instant ; que c'est d'un trop gênant assujettissement, d'être journellement entre les mains de son dentiste ; qu'el les changent de couleur et qu'en peu de jours elles deviennent très-noires ; qu'on peut les avaler sans s'en douter ; qu'elles occasionent la chute de celles auxquelles on les assujettit ; qu'elles donnent des fluxions ou mauvaise odeur à la bouche ; qu'il est impossible, lorsqu'il manque plusieurs dents, de les remplacer de sorte que tout le monde ne puisse s'en apercevoir ; que ces dents étaient quelquefois si mal placées, qu'elles empêchaient plutôt la mastication qu'elles ne la facilitaient. Toutes ces absurdités ne suffisent-elles pas pour détourner beaucoup de personnes d'avoir même l'envie de faire réparer le mal causé par quelque accident ou les injures de l'âge ; pour effrayer ceux qui perdent leur dents, n'importe comment, et les éloigner à jamais de l'intention de se faire remeubler la bouche ?

Il faut convenir et avouer avec peine que, par malheur, on s'adresse souvent à des ignorans, comme il y en a beaucoup, qui se mêlent effrontément de ce qu'ils ne connaissent pas, et ont l'audace de travailler, sans avoir la moindre notion d'un art dont ils sont la honte, sans avoir acquis le droit d'opérer, que tout honnête homme instruit s'empresse d'obtenir avant de se hazarder à exercer la profession de dentiste. Cet art difficile et très-étendu, parce qu'il se rattache principalement à la connaissance de toutes les parties de la tête, dont il faut bien étudier et bien savoir l'anatomie, est une des branches de la chirurgie dans laquelle on rencontre tous les jours les opérations les plus délicates et des obstacles imprévus, que le plus expert renonce à vaincre, encore plus à brusquer, en tentant une expérience, dans la crainte de compromettre sa réputation, qui lui est plus précieuse que tout le lucre provenant d'un travail hasardé et même dangereux.

L'ignorant ne voit, ne connaît point d'obstacles : aussi, que de sots en tout genre font fortune, parce que, ne prévoyant aucuns dangers, ils marchent hardiment dans la route. L'honnête homme qui réunit la probité aux lumières, hésite par prudence et non par timidité, en se disant : Dans le doute, abstiens-toi.

L'ignorant auquel le hasard peut trop communément vous livrer, pour faire des opérations nécessaires dans une bouche déparée, à laquelle on peut rendre son premier éclat, ou du moins une partie, peut y causer des dégâts irréparables, et faire en cela, comme en peinture ce mauvais barbouilleur d'enseignes, qui ose s'annoncer pour être un bon restaurateur de tableaux, et qui finit, si on le lui confie, par altérer, dégrader sans retour, un chef-d'œuvre enfumé, couvert de crasse, imprudemment confié à sa main sacrilége, et dont un habile artiste eût, après beaucoup de ménagemens pour le remettre à neuf en le nettoyant, épargné les demi-teintes, ressuscité parfaitement le coloris et rétabli la vigueur. Faudra-t-il pour cela laisser périr de vétusté beaucoup de belles productions du génie ? Le vrai savoir seul peut imiter, surpasser la nature ; l'ignorance, en voulant la seconder, la tue ; en voulant la copier, la défigure, la rend hideuse ; et, au lieu de louanges, elle ne recueille que blâme et que mépris.

Quand les ignorans trouvent l'occasion de s'enrichir, peu leur importe le mal qu'ils vont faire, ou qu'ils ont fait ; ils ont ce qu'ils convoitent, ils ont de l'or ; ce qui vaut mieux pour eux que la plus solide et la plus honorable réputation. Ils jouissent en se disant :

« L'or change en demi-dieux des hommes inconnus,
Et dix mille louis font autant de vertus. »

Aujourd'hui que l'art du dentiste ne s'étale plus sur les tréteaux de Thespis, qu'il est porté à un grand degré de perfection, et qu'on peut aisément distinguer le charlatan, le jongleur, du véritable et bon praticien, est-il donc si difficile de s'adresser à un dentiste bien famé, surtout à Paris, où les honnêtes gens instruits se sont heureusement ligués dès longtemps contre tous les empiriques, que la sagesse de tout gouvernement doit proscrire partout où ils seraient tentés de faire des dupes; sagesse qui, chaque jour, ennoblirait un état précieux qu'on rougissait autrefois d'embrasser? D'ailleurs, ne voit-on pas aujourd'hui dans toutes les grandes villes, autant d'hommes distingués qui l'honorent, qu'il en est dans la capitale? Les potentats de l'Europe, presque tous les princes, les grands seigneurs, ne montrent-ils pas le cas qu'ils font d'un dentiste expert en le titrant, en le pensionnant, en le décorant pour l'attacher d'une manière stable à leurs personnes, parce qu'ils savent bien qu'ayant des dents comme les autres hommes, et sujets, comme eux, à la douleur, ils ont besoin de faire entretenir leur bouche et de se préserver des maux aigus qui pourraient troubler quelquefois leurs travaux importans et leurs jouissances? Si j'ai fait mention de ce moderne usage, autrefois ignoré dans les cours qui, maintenant, savent fixer utilement près d'elles des hommes de mérite dans ce genre, qu'elles eussent naguère dédaignés, c'est, qu'entretenant une correspondance assez suivie avec la plupart de ces confrères, honorablement privilégiés, j'apprends par eux chaque jour, avec une orgueilleuse satisfaction, de quel degré de considération on a senti la nécessité de les investir, comme pour lutter avec plus de succès contre le triste préjugé qui semble encore les poursuivre sans distinction, et l'anéantir, en faisant approuver par l'opinion, le choix qu'on a fait d'eux. C'est ainsi qu'on a su leur donner une émulation noble et généreuse, qui contribue efficacement à les rendre dignes des égards de la grandeur qui les accueille et les récompense, sans qu'actuellement elle ait à craindre de compromettre sa dignité, en appelant près d'elle des hommes qu'elle entoure de sa confiance et d'honneurs. Pourquoi les étrangers, les curieux de tous les pays qui viennent à Paris, et ceux mêmes qui en sont habitans, se laissent-ils éblouir par l'exposition permanente de dents postiches, de râteliers complets, isolés, ou adroitement ajustés à des masques de cire qui semblent, en souriant aux passans, les inviter à entrer chez cette espèce de tabletiers qui, plutôt sculpteurs d'os et d'ivoire, que dentistes, leur ajusteront, comme ils l'entendront, de beaux peignes très-finis dans la bouche? car, n'en déplaise à ces mer veilleux fabricateurs de dents bien enchâssées dans des gencives colorées avec art, elles sont toutes faites comme dans le même moule. Leurs dimensions uniformes, régulières, comme si elles étaient faites pour la même mâchoire, sont si éloignées de celles fabriquées par la nature, qu'elles ne sauraient supporter le coup d'œil sévère du connaisseur.

Si le fameux Curtius, dont le salon était rempli de figures de cire de sa façon et de portraits qu'il montrait sur les boulevarts, revenait au monde, ne serait-il pas tenté de croire qu'il a autant de rivaux dans tous les coins de Paris, qu'il y a de soi-disant dentistes, dont les uns, après avoir extirpé les durillons de vos pieds, vous nettoient *très-proprement* la bouche, en se servant sans doute, pour travailler à ces deux extrémités, de la même trousse d'instrumens.

A la vue de certaines enseignes, qu'on prendrait plutôt pour celles de quelques chétifs spectacles de pantins, que pour celles de quelqu'un qui s'annonce comme faisant des opérations chirurgicales; en voyant le même personnage tout à la fois se disant *coupeur de cors* et *dentiste*, figurer dans une caricature grotesque qui tapisse la porte des corps-de-garde et les carrefours, paraîtrait-il moins bizarre de voir au-dessus de la porte d'un parfumeur : *Un tel, parfumeur et vidangeur ?* Tous ces afficheurs ne méritent pas plus de confiance que d'indulgence. Le talent qui se révolte contre eux, ne saurait en courir le risque de passer, en les signalant, pour être mû par l'envie. Faudra-t-il, quand les funestes entreprises de l'ignorance empêchent qu'on le distingue et qu'il n'obtienne ni confiance, ni estime, faudra-t-il qu'il n'ose élever la voix contre ces appâts multipliés et tendus sans cesse à la crédulité, lorsque c'est encore plus pour l'humanité trop aisément séduite qu'il parle, que pour l'honneur de l'art ? Ces étalages de dents faits pour augmenter le nombre des dupes, annoncent-ils la parfaite connaissance de la forme exacte et naturelle de la mâchoire, et même des dents ? Tous ceux qui voient une poupée qui leur sourit en leur montrant des dents d'ivoire artistement rangées en apparence, admirent, s'extasient, prennent l'adresse de l'homme sans pareil qui a fait un chef-d'œuvre unique, et se gardent bien d'aller, quand ils en ont besoin, chez l'homme modeste qui opère bien et ne s'affiche pas ; et s'ils s'en repentent, il n'est plus temps d'y avoir recours.

J'invite, à ce sujet, plusieurs de mes confrères, très-distingués d'ailleurs par leurs talens, et qui, pour les afficher et les faire valoir, n'ont pas besoin d'enseignes dans lesquelles on reconnaît cette vieille teinte de charlatanisme qui leur sied si peu, parce qu'ils ne cherchent point à fasciner les yeux ; je les invite, dis-je, à faire disparaître ces énormes molaires de bois peintes en rouge, qui ressemblent plutôt, avec leurs trois ou quatre racines gigantesques, à des selettes ou des tabourets qu'à des dents, et qui éloignent au lieu d'attirer ceux qui ont besoin d'avoir recours à notre ministère : car on ne peut disconvenir qu'un tel étalage a quelque chose de ridicule et de repoussant.

L'homme par excellence, *Sabatier*, d'illustre mémoire, que regretteront long-temps ceux qui l'ont connu et su apprécier, disait à l'occasion des dents artificielles : « *ce n'est pas dans des cadres dorés, ni dans les têtes de cire qu'il faut les juger*, C'EST DANS LA BOUCHE. Tout homme peut, avec un modèle, sculpter une dent ; mais il appartient à très-peu de gens de les bien poser et de bien leur faire faire leurs fonctions. » Il disait aussi qu'un bon dentiste était un homme bien précieux à la société.

« Il est fort étonnant que, dans un siècle aussi éclairé que le nôtre, un art, dont le but est de conserver l'organe le plus nécessaire à la mastication et à la digestion, à rendre la voix belle et sonore, à maintenir la salubrité de la bouche, l'haleine douce et agréable, à prévenir cette foule de maladies de poitrine, trop souvent causées par des dents pouries dont les exhalaisons putrides sont constamment respirées et absorbées par les poumons; enfin que l'ornement le plus précieux des hommes et du beau sexe, soit encore livré à l'impéritie et plongé dans un oubli mortel, qui s'oppose aux progrès de cette partie intéressante de la santé humaine. Il est temps de retirer un art si précieux de l'ignorance et de l'oubli ; il est temps de dévoiler et de détailler avec précision les procédés les plus salutaires à la conservation des dents et de la bouche ; il est temps, enfin, que les hommes instruits qui réclament nos soins, puissent distinguer les chirurgiens honnêtes, qui, avec principes et probité, obtiennent dans leur pratique des succès marquans, de ces nombreux ignorans qui mutilent les bouches les mieux organisées, altèrent ou abîment les dents, les remplacent par des procédés dangereux qui achèvent de détruire celles qui pourraient servir encore longtemps. (1) »

Tout le monde a des dents sujettes à tous les inconvéniens qui y sont attachés : qui que ce soit ne peut donc dire qu'il n'aura jamais besoin de dentiste. Quand elles naissent, on ne peut, sans risque, se passer des secours de son art; quand on veut les conserver, il faut y recourir; quand on doit les perdre, on en a plus besoin que jamais, parce qu'elles font souffrir et que la douleur est un implacable tyran. Il faut donc fermement se décider à lui résister, à la vaincre, et bannir surtout la crainte, qui ne doit avoir lieu, quand on est obligé d'avoir recours au dentiste, que lorsqu'on s'adresse à un ignorant, ce qui est facile à éviter.

Un habile dentiste est tout à la fois le réparateur et le conservateur des dents. Si une pièce artificielle est bien faite et bien attachée, elle ne tombe jamais, ou cela est très-rare;

---

(1) *Extrait du Manuel du Dentiste*, ouvrage excellent, par MM. Jourdan et Magiolo, chirurgiens-dentistes.

et si cet accident arrive, c'est presque toujours la faute de celui qui l'attache lui même; car il y a beaucoup de personnes qui désirent les mettre et les ôter à volonté. La seule sujétion, lorsqu'une pièce est bien faite et bien attachée, c'est d'en avoir soin comme de ses propres dents, et de voir son dentiste une ou deux fois par an.

Quand on n'emploie que de bonne matière pour fabriquer des dents artificielles, et que les personnes auxquelles on en met aiment la propreté, elles ne doivent changer de couleur qu'après trois ou quatre ans; encore ne serait-ce qu'en cas d'une maladie pendant ce laps de temps, car les malades ne veulent ou ne peuvent s'assujettir à laver fréquemment leur bouche, ou ceux qui les entourent négligent de leur recommander ce soin, plus nécessaire que lorsque l'on est en bonne santé. Si, au contraire, le sujet est sain, ses dents restent bien plus long-temps sans changer de couleur; et quand même une pièce de dents se détacherait en mangeant, il est impossible de l'avaler sans s'en apercevoir. Les dents artificielles, l'expérience me le prouve, conservent plutôt celles auxquelles on les attache, qu'elles ne les font tomber, parce qu'elles leur servent de point d'appui; et, d'après des procédés ingénieux, on a vu souvent des dents prêtes à tomber, redevenir fermes par la présence d'une pièce artificielle qui avait été bien placée. Jamais, si l'on a soin de les nettoyer tous les jours, elles ne donnent mauvaise odeur à la bouche. Beaucoup de gens, naturellement mal-propres, prouvent qu'il n'est pas besoin d'avoir des dents artificielles, pour avoir une haleine insupportable. Quand un artiste habile a bien trouvé la nuance de l'émail des dents de la personne à laquelle il en faut une ou plusieurs, il est impossible à l'œil le plus exercé et le plus fin, de s'apercevoir quelle a de fausses dents.

Le passage suivant, extrait de l'ouvrage déjà cité, par M. *Mouton*, dentiste du roi, et qui écrivait, il y a plus de soixante ans, c'est-à-dire, lorque l'art commençait à sortir de l'enfance, suffira pour convaincre les plus incrédules, sur la possibilité d'avoir des dents artificielles qui peuvent remplacer les dents naturelles et tromper les plus clairvoyans.

« Il n'est pas si aisé de s'apercevoir quand quelqu'un s'est fait mettre des dents, y eût-il long-temps qu'il lui en manquât. Comme rien n'est si naturel à voir qu'une bouche garnie, et qu'on est toujours plus frappé des difformités d'autrui que des agrémens, la vue est tout d'un coup familiarisée avec un objet qui est à sa place; et, plus l'art se rapproche de la nature, moins les yeux sont prompts à le découvrir. Parmi une infinité d'exemples que j'avance, je me contenterai d'en citer un assez décisif pour tenir lieu de bien d'autres.

» Il y a un an environ que je mis à un religieux, professeur de théologie, huit dents de suite qui lui manquaient à la mâchoire supérieure, et dont le vide, en lui découvrant tout le devant de la bouche, lui causait beaucoup d'incommodités. Après avoir réparé cette brèche énorme, il fut six mois dans la maison sans que personne lui en parlât, ni parût même s'être aperçu d'aucun changement chez lui. Tant de distraction l'étonna, surtout de la part de gens qu'il voyait et revoyait sans cesse. Il imaginait que leur politesse lui épargnait des complimens qui mortifient toujours un peu l'amour-propre, et auxquels il s'était pourtant attendu. Il prit le parti de faire les avances, et leur reprocha leur dissimulation. Ils furent étonnés que lui-même vînt leur ouvrir les yeux sur une chose qu'ils ignoraient de la meilleure foi du monde. Plusieurs même, avec une franchise à laquelle on ne pouvait se méprendre, lui demandaient ce qu'il avait fait des dents dont les fausses occupaient la place, et lui protestèrent sérieusement que, ne se souvenant plus de sa disgrâce, ils n'avaient pas fait attention à la métamorphose. Il fallut, pour les convaincre, qu'il leur rappelât les propos qu'il leur avait tenus au sujet du mauvais état de ses dents. Ils l'examinèrent alors plus curieusement, et ce fut pour eux une autre surprise de pouvoir à peine démêler les dents naturelles des postiches. » L'auteur ajoute : « En effet, toutes les personnes qui usent de cette ressource sont dans le cas de ce religieux, pourvu que leurs fausses dents soient bien faites, et ce n'est jamais que la malfaçon du dentiste ou leur propre fait qui les décèle. »

Les anciens, nos maîtres en tant de genres, n'ont pas connu l'art heureux de réparer la perte des dents naturelles par l'application des fausses dents. Le peu de notions qu'ils nous en ont transmises, fait penser qu'il n'a été ni fort répandu, ni fort célèbre dans leur temps. Que dirait Cicéron, qui attribue, dans son ouvrage sur *la nature des Dieux*, l'origine de l'extraction d'une dent, à Esculape, s'il voyait de nos jours un dentiste égaler, surpasser la nature en reproduisant les dents qui manquent? En effet, comme le dit ingénieusement un écrivain, en parlant de cette invention, ou plutôt de cette perfection moderne dans la confection des dents artificielles.

« Est-il rien de plus beau qu'une bouche toujours saine, ornée de belles et bonnes dents toujours fraîches et jamais gâtées? Rien de plus précieux à la santé, et de plus favorable aux forces? Enfin, dans l'âge avancé, n'est-on pas encore heureux de remplacer de vieilles dents pouries, par de belles et bonnes dents artificielles, qui, bien exécutées et solidement ajustées, rendent exactement les mêmes services que les dents naturelles de l'âge moyen, à tel point qu'on peut dire avec raison que les productions de l'art sont, à tous égards, plus parfaites et plus belles que celles même de la nature. »

Mais terminons.

A quoi servirait tout ce que je viens de dire, en me renfermant dans un cercle étroit, afin de ne point fatiguer le genre de lecteurs auxquels je me suis adressé, si je n'ai pas eu l'avantage de les convaincre que l'art peut et doit seconder la nature ; que l'insouciance est plus leur ennemie que les maux mêmes qui en sont le triste cortége ; que résister au langage de la vérité et de l'expérience, c'est se condamner au rôle stupide de la brute, indocile à la main qui veut la guider et la soulager ? Quelqu'un a dit :

« La paresse pour l'homme est presque le bonheur. »

Il est trop vrai que l'apathie, le volontaire engourdissement dans lequel se complaisent une foule de gens, une inaction constante et monotone, sont une sorte de félicité pour les individus sans âme et sans énergie. Ne pourrait-on pas dire avec bien plus de raison :

« La paresse, de l'homme, éloigna le bonheur. »

Que de choses ne pourrait-on pas entasser en preuves de cette vérité ! — On néglige ses affaires, ses intérêts ; on n'aime pas l'occupation, le travail ; on ne peut s'appliquer à l'étude ; l'esprit reste inculte et sans ornement. Il y a des êtres vivans qui vraiment sont des espèces de végétaux.

Comment, doué de raison, peut-on négliger l'enveloppe de son âme, cette émanation divine qui semble nous assimiler au grand

Être, en nous rapprochant de son essence? Rien devrait-il fixer plus notre attention, exiger plus de soins assidus? Ce reproche n'appartient pas heureusement à tout le monde, car on a grand soin de sa chevelure, de ses ongles, de ses mains, de ses pieds; mais on songe à peine à ceux que réclame journellement la bouche.

On voit étinceler les diamans et briller les pierres précieuses au cou, aux bras d'une femme qui, très-orgueilleuse de cette parure, ne rougit pas que chacune de ses dents soit un morceau d'ardoise. Des doigts de telle autre, jaillissent des étincelles que l'œil à peine peut fixer; les rubis, les émeraudes, les coraux, les saphirs, les turquoises, les opales, les escarboucles forment sur son front un riche diadème, tandis que deux demi-cercles de tartre jaune ornent sa bouche.... Quel contraste entre le peigne d'or surmonté de perles qui retient ses cheveux, et les deux rangs de gencives livides..... servant de sertissure à des dents qui vacillent à chaque mouvement de la langue! On songe à enrichir le joaillier dont le brillant mais inutile ouvrage donne une grande importance, à peine sait-on la demeure du dentiste....

Malgré tous les livres, malgré toutes les leçons que donnent les infirmités qui proviennent de la négligence pour la bouche, les indomptables préjugés multiplient les victimes, et le mal se propage plus promptement que la vérité. Remarquez qu'un très-grand nombre de personnes courent chez le dentiste lorsqu'elles y sont forcées par la douleur, beaucoup plus qu'elles n'y sont conduites par le désir de la prévenir et de faire conserver leurs dents.

Un des plus grands amis de l'humanité, Tissot, qu'il suffit de nommer pour donner une idée de toutes les vertus du médecin philanthrope, s'exprime ainsi : « On peut dire des maux de dents ce que j'ai dit des rhumes ; les malades et les médecins les négligent quelquefois beaucoup trop, ou les laissent s'invétérer, et ils ont les suites les plus tristes. La douleur continuelle et l'insomnie détruisent la santé, produisent souvent la fièvre, et, en affaiblissant le genre nerveux, jettent souvent dans les vapeurs et les convulsions. Les dents se gâtent totalement ; et outre le désagrément qui en est la première suite, le malade, réduit à ne vivre que de soupe et de bouillie, à moins d'avaler sans mâcher, ruine son estomac et ses digestions ; et l'on voit souvent des femmes que quelques violens maux de dents changent au point de les rendre méconnaissables, et qui ne se remettent jamais parfaitement. Il est donc extrêmement important, dès que les maux de dents reviennent fréquemment, d'en rechercher attentivement la cause et de la combattre avant que la santé soit altérée et les dents gâtées au point qu'on ne puisse plus espérer de guérison sans les perdre. L'on ne fait quelquefois pas assez d'attention aux maux qui ne menacent pas la vie ; ils ne sont cependant pas moins à craindre que ceux qui ne tuent pas, mais qui font vivre misérablement. » (1)

Voyez ce vieux Crésus à figure olivâtre et blême, qui veut encore singer l'Adonis, et qui néglige plus sa mâchoire que de brillantes futilités : n'est-il pas chaque jour à la veille de cracher, en toussant, les dents postiches mal assujetties qui remplacent celles qu'il a laissé tomber en dissolution dans une bouche qu'il n'ouvre que pour épouvanter les ris et les plaisirs? Je plains beaucoup ce ci-devant jeune

---

(1) *Avis au Peuple sur la Santé*, page 158.

homme, s'il est gastronome; car, comme le dit l'aimable chansonnier Désaugiers :

Une bouche est indispensable
Pour manger sa part d'un repas;
Mais mâcher est un préalable,
Quand les morceaux ne fondent pas.
Le nez respire et la main touche
De Comus les dons succulens;
Mais à quoi bon ouvrir la bouche,
Si par malheur elle est sans dents.

Voyez cette duègne antique qui déclame contre ce qu'elle appelle *les arracheurs de dents* qui n'ont point coopéré à la chute des siennes, et qui desserre à peine ses lèvres flétries, de peur qu'on n'aperçoive qu'elles cachent des clous de girofle, dont le parfum indique assez qu'ils ne sont pas tirés des îles Moluques.

Voyez ce discoureur assommant qui vous parle sous le nez, en lançant de petits jets de salive sur la figure étonnée de ses trop bénévoles auditeurs.

Voyez cet orateur profane ou sacré, suant pour se faire entendre, et dont la voix s'étouffe entre des monticules de tartre, se retirer sans avoir produit d'autre effet que du bruit, et que de faire bâiller son auditoire.

Ils ont tous négligé leur bouche.... O préjugés !....

L'anecdote suivante peut compléter ce tableau.

Quelqu'un disait que feu monsieur son cher père, d'illustre et rayonnante mémoire, et mort à plus de quatre-vingt-dix ans, ne s'était jamais fait nettoyer la bouche.

Une personne qui avait long-temps vécu auprès du bon homme, répondit : mais aussi, pendant quarante ans, à quelle distance respectueuse et calculée, n'avais-je pas l'attention de me mettre, lorsque le défunt daignait m'adresser la parole ?

On ferait un livre de citations plus bizarres les unes que les autres. Mais que de livres enfouis dans la poussière, quoique faits pour instruire des hommes et les guider pour leurs plus chers intérêts ! Combien de bons ouvrages sur la santé, ignorés du vulgaire !

Quel dommage pour tous les gens qui laissent aller leur être au gré des caprices du temps, et dont l'haleine empestée tuerait les mouches au vol, qu'ils n'aient pas du moins reçu de la nature l'avantage d'avoir comme le caïman, crocodile de Saint-Domingue, sous la machoire inférieure, au niveau perpendiculaire de l'œil, dans les rides de la peau, une glande renfermant du musc ! Ils seraient sûrement un peu plus supportables (1).

---

(1) *Voyez* l'Histoire Naturelle du Crocodile de Saint-Domingue, par M. E. Discourtilz, tome 3, page 24.

CHAPITRE VIII.

Conseils aux femmes qui se vêtissent trop légèrement, et sont asservies aux caprices de la mode.

En écrivant en faveur de l'humanité, si souvent sourde aux préceptes de ceux qui consacrent leurs veilles à la servir, il est presque impossible, lorsqu'on est obligé d'entrer jusque dans les moindres détails, de ne pas paraître, en quelque sorte, vétilleux aux yeux de ceux qui ne savent pas vous rendre justice, ou apprécier jusqu'à la plus mince observation, si elle doit être de quelque utilité pour la santé. Mais qu'importe à celui qui veut atteindre son but, les frondeurs et les sots, pourvu que sa tâche se remplisse avec succès, et que l'approbation des gens sensés soit la récompense de ses efforts?

Je m'attends bien que ceux qui trouveraient minutieux les soins que je recommande à toutes personnes jalouses d'avoir une belle bouche, de s'affranchir des maux qu'entraîne l'insouciance sur cette partie, vont dire : Mais pour les dents, qu'est-il besoin de tant de précautions? Ne peut-on pas, sans assujettissement, en avoir comme beaucoup d'autres, de belles et de bonnes? Mais parce qu'il y a des gens qui parviennent jusqu'à l'âge le plus avancé, sans avoir eu d'infirmités, croit-on qu'il importe peu de se prémunir contre tout ce qui les occasione? Si, à quatre-vingts ans, ce vieillard a conservé toutes ses dents, sans avoir jamais eu recours aux préservatifs des douleurs qui pouvaient affecter cet organe, parce que, comme on en voit plusieurs, il ne portait pas en lui le germe des maladies qui exigent des soins particuliers pour la bouche; faudra-t-il se croire assez privilégié de la nature pour arriver jusqu'à la plus grande vieillesse, sans avoir besoin ou du médecin ou du dentiste?

Il y a une remarque très-sérieuse et très-importante à faire sur la négligence qu'on met à soigner ses dents : c'est que, sur cent personnes réunies au hazard, on en trouvera quatre-vingt-dix-neuf qui, faute de prévoyance et de soin perdent, ou ont perdu leurs dents. Il y a des vérités qui ne cessent pas de l'être, quoi qu'on puisse les regarder comme exagérées. Ceci me conduit naturellement à combattre un préjugé presque partout adopté par l'insouciance ou la paresse, honteuse d'avoir une sorte d'aversion ou d'éloignement pour ceux dont l'art utile pourrait les préserver de bien des maux. On croit et l'on répète sans cesse que, sans avoir recours jamais aux dentistes, les gens de la campagne ont généralement de belles et bonnes dents. Je soutiens et j'affirme, d'après des observations très-multipliées, dans mes voyages et chez les villageois, qu'ils sont plus ou moins victimes de l'abandon dans lequel ils sont élevés sous ce rapport; qu'il y en a qui, faute de savoir même à qui s'adresser, sont exposés à des tourmens perpétuels occasionés par le très-mauvais état de leur bouche, et que, livrés à des espèces de maréchaux, quand il s'agit de se faire extraire les dents qui les font souffrir, ils sont quelquefois tellement martyrisés par d'ignorans maladroits, qu'il aurait mieux valu pour eux savoir supporter avec une courageuse résignation les cruels accès de la douleur, que de se voir souvent casser la mâchoire et d'être estropiés pour la vie. Dira-t-on qu'il n'y a pas quelques contrées en France, notamment l'ancienne Picardie, l'ancien Gâtinois où il est rare de voir, surtout les femmes, avec quelques dents de reste, depuis l'âge de

17, jusqu'à 25 ans? Quelles que soient les causes qui influent sur cette infirmité, attribuée aux eaux ou à l'air, j'ai la preuve certaine que beaucoup de personnes de ces pays, qui m'ont été envoyées et auxquelles j'ai enlevé, avec la lime les parties cariées de leur dents, ont été préservées de leur perte, malgré la cause à laquelle on semble l'attribuer. Eh bien! que ces personnes eussent négligé d'avoir recours à l'art, elles augmenteraient le grand nombre d'édentés qui habitent ces lieux, soumis, dit-on, à de malignes influences. Quand vos dents réclament des soins et sont en mauvais état, quelque région que vous habitiez, vous n'avez pas d'excuse à faire valoir en faveur de votre insouciance; il faut y remédier, ou je n'ai plus rien à vous dire, si votre goût est de ne les pas conserver.

Si je me permets d'examiner jusqu'à quel point la mode de se parer avec des costumes trop légers, adoptés par les femmes du siècle, influe sur la santé et particulièrement sur les dents, ne dois-je pas courir le risque d'être trouvé par elles un censeur trop rigide? il faut cependant qu'elles me permettent de leur faire observer qu'avant moi, des hommes plus instruits, mais sagement sévères, excités, guidés par une longue expérience, ont déclamé fortement contre la dangereuse folie de se vêtir trop légèrement et se sont, en cela, montrés les amis ardens de la santé des femmes imprudentes entraînées par l'usage et l'exemple, qui, dans la saison des bals surtout, préfèrent courir le risque d'attraper un rhume, des maux de gorge, une douleur de dents cruelle, une fluxion de poitrine, la mort enfin, au plaisir passager et frivole de montrer que la nature a été prodigue envers elles de ses plus riches faveurs. O! combien elles auraient soin de se mieux couvrir, si elles savaient à quoi elles s'exposent! que de jeunes personnes moissonnées à la fleur de leur âge, pour être sorties en sueur d'un bal où elles avaient su charmer tous les yeux! soit qu'elles s'en retournent à pied, soit qu'elles montent dans une voiture, ce qui est plus pernicieux, le froid qui les saisit devient mortel. C'est dans une fête qu'elles ont été trouver une fin prématurée; c'est l'indiscret désir de plaire ou la crainte d'être ridiculisées, pour avoir pris la précaution de ne pas s'exposer, presque nues comme les autres, à des suites funestes, qui les conduit au tombeau et met dans le deuil une famille dont elles faisaient les délices. Quel tableau effrayant feu le fameux Désessart, medecin de l'enfance et de la jeunesse, n'a-t-il pas fait sur les inconvéniens qui résultent de cet usage, pour la santé des femmes. « Comment pourrai-je, dit-il, effacer de ma mémoire cette jeune personne qui, brillant de toutes les grâces et de la force de la jeunesse, jouissant, à six heures du soir de la plus brillante santé, est entraînée sous le costume de la presque nudité, dans une de ces fètes que l'on pourrait comparer, avec raison, aux saturnales des Romains ; et rentre à onze heures, saisie du froid, la gorge sèche, la poitrine oppressée, déchirée par une toux violente et perdant bientôt la raison ; en proie au feu dévorant de la fièvre, ne recevant de notre art, qu'elle implore, de légers soulagemens, que pour expier dans les longues souffrances de la phtisie et dans une fin prématurée, la crainte de paraître ridicule (1).

Que de médecins, que de dentistes seraient moins occupés, sans cette funeste fantaisie

(1) Résultats des observations faites dans plusieurs départemens, sur les maladies qui ont régné pendant les six premiers mois de l'an 8.

d'imiter, dans nos climats dont la température est si variée et si capricieuse, ces femmes élégantes de la Grèce qui, placées sous un ciel moins changeant et plus chaud, n'avaient point à redouter ces tristes inconvéniens.

Il n'est pas rare de voir dans plusieurs parties de la France, notamment à Paris, trois saisons dans un jour; beau le matin, de la pluie à midi, du froid le soir. Il faut donc jeter plus souvent les yeux sur le thermomètre que sur le miroir, de peur de s'exposer à cette intempérie. Le sexe le plus délicat, le plus faible, le plus en but aux diverses influences de l'air, ne devrait-il pas se dire, qu'être soigneux de se préserver des maux qui le dégradent ou le font succomber, c'est employer le plus sûr moyen de plaire aux hommes raisonnables, qui doivent être plus sensibles à la perte d'une belle fleur, qu'à la privation des sensations qu'ils pourraient éprouver en contemplant ses plus vives couleurs, en respirant ses parfums.

Sans doute, et vous ne le savez que trop, il est impossible à ceux dont vous désirez vous faire admirer, de résister au charme que fait éprouver la vue d'un sein d'albâtre qui palpite sous un gâze légère, ou de beaux bras arrondis par l'amour, ou d'une taille voluptueuse. Mais que sont les jouissances des yeux, quand, en obtenant l'avantage de pouvoir préserver des femmes imprudentes d'accidens funestes, qu'elles ne redoutent pas assez, on s'en procure de plus douces et de plus durables? Je dois donc préférer vous donner d'utiles préceptes qui rentrent dans le domaine de mon art, à tout ce que, jeune encore, je pourrais, comme tant d'autres, éprouver de plaisir produit par les aimables et fréquentes imprudences que je me serais interdit de blâmer, et que, pour votre conservation, je dois ici combattre.

N'allez pas croire cependant que je vous recommande de reprendre les vieux usages; car je sais qu'on risque trop, en voulant et en croyant pouvoir ramener aux antiquailles, ceux qui tiennent opiniâtrément à des nouveautés généralement adoptées. Je ne m'aviserai donc pas, sans crainte de prêter à rire, ou de faire ameuter et bourdonner contre moi le nombreux essaim de femmes partisantes de l'élégance admise aujourd'hui, d'après l'élan donné par nos plus savans artistes, auteurs de statues et de tableaux, conçus, exécutés d'après les plus beaux modèles de l'antiquité, de vous conseiller d'imiter dans vos toilettes nos bonnes et prudentes grand'mères ; car, autant on a de raisons pour vous reprocher d'avoir des vêtemens trop légers, autant on en avait pour trouver ridicule qu'elles en eussent de trop lourds. Mais elles bravaient les toux violentes, les fièvres, les fluxions, les catarrhes, les rhumatismes, les phtisies pulmonaires, etc.

Elles faisaient, malgré les triples matelas
Qui servaient de remparts à leurs chastes appas,
De robustes enfans à face rubiconde,
Orgueil de la maman, fière d'être féconde,
Et d'avoir des poupons comme elle forts et gras.
Sur le crâne on portait la calotte piquée ;
De laine, la poitrine était aussi flanquée.
Un Jupon rembourré de coton du Levant,
En automne, en hiver, servait de paravent.
Pour être chaudement, et de peur de la bise,
Le printemps, l'été même, on le portait souvent.
Mais, aujourd'hui l'on n'a, quoiqu'on glose ou qu'on dise,
Qu'une gaze, un linon par-dessus la chemise ;
Un peu moins, on n'aurait tout juste que la peau.
L'amour en sourirait, s'il ôtait son bandeau.
Mais, de nos grand'mamans, revenons à la guise ;
L'amadisse couvrait le bras rond le plus beau ;
Et de peau de mouton la chaussure fourrée,
Garantissait les pieds des rigueurs de Borée.
On avait la dent bonne, on digérait fort bien,
On dormait encor mieux et l'on ne souffrait rien
Des maux que la migraine, aujourd'hui très-fréquente,

Fait endurer souvent à la femme élégante,
Qui, pour faire admirer ses amoureux contours;
Proscrivit les jupons, les poches, les atours.
Des gambades, des sauts, la walse fatigante,
Au grave menuet, à sa marche glissante,
Ont été préférés au profit du plaisir.
Mais, après l'allemande, on souffre, on est martyr,
On se plaint, et trop tard, quand on est alitée;
A vingt ans on est vieille, ou l'on est édentée.
On était encor fraîche à quarante ans et plus;
On avait la santé, des grâces, des vertus.
Nous en voyons encore: ce serait injustice
De n'en pas convenir. Mais, soit dit sans malice,
Mesdames, avouez que pour vous la santé
Est moins que le plaisir et que la vanité.
Que pour montrer un sein, des bras, un dos d'albâtre.
Il vous importe peu qu'un rhume opiniâtre
Flétrisse tous vos traits, déchire vos poumons.
On dirait que pour vous il n'est pas de saisons,
Que celle de charmer. Ah! si vous voulez plaire,
Je vais vous indiquer chose facile à faire;
Pour contenter nos yeux, dévoilez vos appas;
Mais après, couvrez-les, et ne vous tuez pas.

Vous ne me trouverez pas trop sévère, quand, au risque de vous faire froncer le sourcil, en lisant ces vérités nécessaires et utiles, j'ai cru devoir ne les pas omettre dans un ouvrage qui vous est consacré? Dansez, ce plaisir est bien innocent; amusez-vous, mais avant tout soyez assez amies de vous-mêmes pour mettre, par-dessus vos légers habits de bal, une ample douillette, ou toute autre enveloppe, pour aller dans les lieux chauds où vous devez indispensablement transpirer beaucoup, et vous mettre en sueur si vous y dansez; mais surtout quand vous en sortirez. On ne saurait trop répéter qu'une grande partie des maux qui affligent l'humanité, vient d'une transpiration subitement arrêtée. Ne dansez pas outre mesure, mais par intervalles; et, avant de vous disposer à sortir, prenez de l'eau chaude et du sucre, ou un peu de vin pur. Reposez-vous, et enveloppez-vous bien, surtout la gorge et les bras. Ainsi, sans beaucoup d'assujettissemens et de soins, vous préviendrez une foule d'accidens qui sont suivis de repentirs, et que tout l'art des médecins ne peut souvent pallier. Un simple schal ne suffit pas, quelqu'ample qu'il soit; car il ne couvre faiblement que les épaules; la tête aussi doit être l'objet de vos soins. C'est pour vos dents que je vous recommande expressément de la couvrir après avoir eu chaud, afin que l'influence du froid, quand vous croyez pouvoir sortir la tête nue sans danger, ne vous donne une plus forte leçon que le dentiste qui veut vous mettre en garde contre cet ennemi perfide, dont l'âpreté semble vouloir punir ceux qui osent le braver.

La nature a donné aux femmes un ornement dont elle semble avoir été plus avare pour les hommes auxquels, à la vérité, elle a donné la barbe. On a vu des femmes pouvoir se faire un large manteau de leurs cheveux. Pourquoi se dépouillent-elles de cet heureux voile avec si peu de regrets ? Que de douleurs de dents occasionées par les coiffures à la Titus, à la Caracalla ? Cette couverture naturelle, de même que la plume des oiseaux, en exhalant une substance grasse et huileuse, est une sorte d'onction qui repousse l'humidité. La privation des cheveux peut donc la ramener ? alors des maladies fluxionnaires en sont la suite dans beaucoup de cas ; les yeux mêmes peuvent en souffrir. La mâchoire éprouve des serremens, et les dents en deviennent malades et douloureuses.

Détruisez donc le moins que vous pourrez cet organe utile. Les couper près la tête, c'est contrarier les vœux de la nature qui vous a donné à la fois une belle parure et un préservatif. Que de surdités, que de maux de gorge, de faiblesse de vue, de douleurs de mâchoire et d'oreilles, d'engorgemens des glandes, n'ont pas produits la coupe inconsidérée des cheveux, et les caprices de la mode!

C'est avec grande raison qu'on a toujours prescrit de *se laver souvent les mains, rarement les pieds, jamais la tête.* Cependant, combien de personnes prétendent dégraisser leurs cheveux avec des immersions d'eau chaude, ou même plus souvent d'eau froide. Ce moyen est sans doute facile et expéditif; mais comme il est impossible de s'essuyer assez bien les cheveux pour en absorber tout-à-fait l'humidité, il en résulte qu'elle se communique au cerveau, que la transpiration est supprimée, et qu'il n'est pas rare de voir, après l'usage fréquent de ce bain, les oreilles suppurer, les yeux larmoyer, des suintemens de nez, des fluxions.

« Dans quelques pensions la loi y assujettit toutes les têtes; c'est un moyen de les nettoyer, qu'on y trouve aussi facile qu'expéditif. On se plaint ensuite de ce que les enfans ont des douleurs de dents et de ce que, fréquemment, il faut leur en ôter. Loin d'en chercher la cause ailleurs, on n'en doit accuser, dans beaucoup de cas, que cet acte de propreté. Voyez ces enfans avec leur tête qui ne sèche presque jamais : leur visage pâle ne connaîtra pas les riches couleurs de l'adolescence, et le sourire de l'enfance fera promptement place aux rides de la vieillesse (1). »

---

(1) *Dentiste de la Jeunesse*, page 89, par Duval.

CHAPITRE IX.

Préceptes généraux pour conserver les dents belles et bonnes jusqu'à l'âge le plus avancé.

Des conseils ne suffisent pas pour guider ceux qu'on veut persuader et servir, en leur montrant les avantages et les dangers semés sur la route qu'on leur indique et qu'ils ont à parcourir, pour les préserver d'être forcés de s'y arrêter trop tôt ou d'y languir. Il faut savoir y joindre aussi les préceptes dont l'invariable utilité peut être adoptée et suivie méthodiquement dans tous les temps. J'ai donc cru devoir consacrer ce dernier chapitre à des préceptes généraux, d'autant plus faits pour être accueillis et goûtés, que, d'après la lecture attentive des avis salutaires et mûrement réfléchis, que je donne dans tout ce qui précède, on saura mettre mieux à profit quelques règles qu'il m'a fallu tracer succinctement pour terminer ce travail, quelqu'imparfait qu'il puisse être, et satisfaire à la fois mes amis et mes concitoyens.

Dès les premiers âges du monde, dans les

siècles reculés qui nous ont transmis tant de chefs-d'œuvre d'agrément et pas assez dans les sciences les plus utiles à l'homme, il reconnut qu'il fallait s'occuper de la bouche, avant même de savoir ce que l'expérience seule a pu lui découvrir et ensuite perfectionner, pour l'entretien et la conservation des dents. Si les anciens ne se sont pas expliqués, étendus sur cet objet, on remarque que des poëtes, des orateurs qui ont écrit sur les arts et sur les sciences et ont divagué, notamment le vieux Sénèque sur l'anatomie, les ont cependant assez effleurés pour nous prouver que le précieux organe qui a nécessité l'art du dentiste, avait, quoique accidentellement, fixé parfois leur attention. Selon l'aimable Tibulle, Vénus était toujours sûre de plaire, même sans avoir soigné sa bouche. On regardait donc, du temps de ce poëte plein de grâces, comme une chose bien importante de soigner sa bouche? Il croyait donc, en se servant d'une fiction, qu'une simple mortelle sujette aux désagrémens attachés à l'humanité, fût-elle belle comme la mère des Amours, ne devait pas se croire dispensée des soins que la bouche demande chaque jour, à moins qu'elle ne se crût aussi privilégiée que Vénus, et qu'elle n'eût la vanité de pouvoir l'emporter sur ses rivales ? Bien loin de posséder les prérogatives d'une immortelle, les jeunes personnes jalouses d'avoir une belle *santé*, trésor précieux à côté duquel tous les avantages, tous les autres biens ne sont rien, doivent donc aimer beaucoup la propreté, vertu principale, l'un des premiers apanages du beau sexe, sans laquelle il cesse d'avoir des attraits même dans l'âge des plaisirs, sans laquelle la plus jolie femme, la plus accomplie d'ailleurs, n'attire plus les regards, et souvent s'expose à perdre entièrement la santé.

Une demoiselle de beaucoup d'esprit, fille d'une femme célèbre, s'exprime ainsi :

« O! Charmante santé,
Que ta présence aimable
Est un bien désirable.
Quelle félicité
De t'avoir pour partage!
En tout temps, à tout âge,
Est-il d'autre bonheur,
Dans le cours de la vie,
Qui doive faire envie
Et chatouiller un cœur?
Le luxe, l'abondance,
Le savoir, l'éloquence,
Les amours, les grandeurs,
Et les faveurs des princes,

Sont des présens bien minces;
Un monceau de trésors,
Une grande lignée,
Et la beauté du corps
D'une femme bien née,
Sont-ils des biens sans toi?
Quand ce serait un roi,
Si la douleur l'accable
Et le rend misérable.
Et les bienfaits divers
Qu'accorde la nature,
L'auteur de l'univers,
La riante verdure
Qui renaît tous les ans
Au retour du printemps;
Ce qu'il produit de rare
Pour récréer nos sens,
Tout ce qui les répare
Quant ils sont languissans,
Et ce que sa largesse
Répand sur nous sans cesse,
Peut-il être compté
Comme un bien désirable,
Sans ta présence aimable,
O Charmante santé?

Mlle. DESHOULIÈRES.

Quelles sont donc les parties de notre frêle et admirable machine qui, relativement à la santé, méritent plus de soin que nos dents? Ne sont-elles pas, quoi qu'on puisse dire, et je le répète, le moulin de la vie? Or, sans nos molaires (1), comment moudre les alimens? Sans dents, point de mastication facile, point de bonne digestion, ce qui, à la longue, engendre des maladies; alors, par conséquent, point de bonheur pur sans santé, soit qu'on porte le sceptre ou qu'on traîne le râteau. Dans quelques conditions qu'on puisse être, il n'y a donc rien de minutieux lorsqu'il s'agit de perdre ses dents si on les néglige.

Celle qui veut conserver de belles dents, si elle en a de bonnes, doit consulter souvent son miroir pour observer de temps en temps si elle n'aperçoit pas un petit point noir sur une dent quelconque; ce qui est l'indice sûr d'une carie et de la perte inévitable de la dent tachée, si l'on n'y fait remédier à l'instant même avec un léger coup de lime donné à propos. Une fois la tache ôtée, votre dent et souvent ses voisines sont sauvées. Il y a bien d'autres précautions à prendre : il faut, tous les matins en se levant, se gratter la langue et se nettoyer les dents avec une brosse qui ne soit ni trop rude ni trop douce, parce que l'une pour-

---

(1) Le mot *molaire* ne vient-il pas du latin *molere*, moudre, d'où dérive aussi le mot *moulin*?

rait irriter les gencives, et l'autre ne servir à rien. On emploiera l'eau tiède, si on ne peut supporter l'eau froide, qui vaudrait beaucoup mieux, en l'aromatisant de quelques gouttes de liqueurs spiritueuses, telles que l'eau de Cologne, l'eau de Mélisse, l'eau Vulnéraire, l'esprit de Cochléaria, la teinture de Gaïac, et, à leur défaut, l'Eau-de-vie, même le Rhum. Le vin blanc, avec moitié d'eau, est aussi très-bon (1).

---

(1) Il se débite chez moi un *Elixir* connu depuis très-long-temps, composé par un de mes oncles, mort réfugié en Angleterre, où il exerça, avec le plus grand succès, la profession de chirurgien-dentiste bréveté.

L'efficacité reconnue de cet élixir, m'en ayant fait faire un grand débit chez l'étranger, surtout à Madrid et à Paris, depuis dix ans que j'y suis établi, je dois en indiquer ici les vertus.

C'est un des plus puissans préservatifs contre les maladies locales de la bouche, à la propreté de laquelle il contribue, en prévenant, par son usage fréquent, la naissance du tartre ; il est principalement utile dans les maladies des gencives, surtout lorsqu'elles tombent dans un relâchement de mollesse, de flaccidité, de pâleur, de lividité; lorsqu'elles deviennent douloureuses, gonflées, saignantes, baveuses, fongueuses.

Il faut aussi, après le repas, passer entre toutes les dents, avec beaucoup d'attention le cure-dent de plume et se rincer la bouche. Si je prescris le cure-dent de plume, c'est qu'il est préférable à tous les autres, qui peuvent être nuisibles.

Le poëte Martial dit que, si on ne peut pas se servir du lentisque, arbrisseau odoriférant dont les branches servent à faire des cure-dents, qui était en usage dans l'antiquité, comme il l'est encore beaucoup en Italie, en Piémont, en Espagne, on doit se servir du cure-dent de plume.

Que de femmes cependant ne se servent que d'aiguilles, ou que d'épingles dont la forme ronde empêche de les passer facilement

---

Il réussit dans les affections scorbutiques, qui, le plus souvent, se portent à la bouche. Il est balsamique, astringent. Il prévient les progrès de la carie des dents, calme la douleur, les conserve belles et bonnes, les raffermit lorsque l'ébranlement vient d'une dilatation des parties environnantes, détruit les aphtes, dont la bouche est souvent affectée, prévient la mauvaise haleine causée par la carie, incommodité désagréable pour ceux qui sont obligés d'avoir de continuelles relations verbales avec leurs semblables.

entre les dents, et avec lesquelles on peut faire éclater l'émail quand on les a introduites avec force. Ce sont toujours des instrumens dangereux, auxquels il est pourtant bien facile de suppléer et que les gens de l'art ont toujours proscrits, ainsi que les amateurs scrupuleux de la conservation de leurs dents. Combien de femmes trouvent plus commode et plus prompt de couper aussi leur fil avec les incisives ; ce qui peut les faire éclater, les fêler, les ébranler, y causer une irritation qui devient souvent la cause d'une carie ou de douleurs qui en amènent souvent la perte inévitable.

Les jeunes personnes qui ne sont pas sujettes à avoir beaucoup de limon sur les dents, se serviront simplement d'eau, et, quand elles le pourront, elles s'en serviront avec la brosse.

Celles dont les dents se salissent facilement, se serviront deux ou trois fois par semaine de poudre que je leur conseille de ne pas prendre ailleurs que chez leur dentiste habituel ; car les annonces de poudre à blanchir les dents sont si multipliées, qu'il ne serait pas étonnant, en en voyant annoncer par affiches placardées dans les cafés, d'en voir débiter même chez les *artistes* décroteurs. Les parfumeurs, dont la boutique est souvent visitée par les femmes, dont la toilette est une des choses les plus importantes de la vie, ne sont pas pharmaciens, et en cela ne méritent aucune confiance pour tout ce qui regarde l'entretien de la bouche; à moins qu'ils n'aient chez eux des dépôts d'opiats, de poudres, et d'élixirs préparés par les dentistes connus; car presque tous les parfumeurs emploient des ingrédiens nuisibles; et, pour peu que leurs préparations blanchissent les dents, cela leur suffit; car ils doivent peu s'inquiéter des suites de l'emploi inconsidéré qu'on en peut faire. N'est-il pas très-important, pour un dentiste accrédité, d'avoir chez lui les élixirs et les poudres dentifrices, composées d'ingrédiens salutaires et jamais dangereux?

Pourquoi donc s'adresser à ceux qui n'ont pas les connaissances nécessaires et ne sont que des marchands inexpérimentés peu dignes de confiance, quant à ce qui a rapport à la partie dont il sagit ici?

Il est à remarquer que beaucoup de personnes se sont créé un dentifrice à leur guise. On aura cru longtemps que les forgerons, les charbonniers, les ramoneurs avaient les dents exclusivement beaucoup plus blanches que les autres, parce que leurs figures, habituellement noircies par la fumée, la poussière du charbon et la suie, produisent cette illusion, en faifant ressortir d'une manière plus frappante la couleur naturellement blanche des dents, de même que le blanc de leurs yeux, comme c'est encore plus saillant chez les nègres. Alors, on aura imaginé de pulvériser du mâchefer, du charbon, de la suie même, pour blanchir ses dents. Mais toutes ces poudres qui blanchissent en apparence les dents de ces hommes dont nous venons de parler, et que beaucoup de gens, malgré toutes les observations, ont l'entêtement de préférer, sont répugnantes, ne servent qu'à détruire le goût de la propreté, et, qui plus est, sont malfaisantes. Plusieurs emploient aussi le pain brûlé, réduit en poudre, ce qui n'est autre chose que du charbon, d'autres, enfin, se servent de tabac (1).

---

(1) Une demoiselle de la cour de Louis XIV, dont parle B. Martin, dans son Traité des dents, ne croyait-elle pas devoir la blancheur des siennes, dont elle était orgueilleuse, à l'usage d'un dentifrice que l'excès de la coquetterie, et la plus extravagante originalité, avaient pu seuls inventer? Chose incroyable, et pourtant attestée, c'était, oui c'était des crottes de chat sauvage.

J'ai remarqué que ceux qui ont la manie opiniâtre d'employer toute espèce de poudre noire, ont, à la longue, au collet des dents, sous la gencive, un cercle noir que rien ne saurait détruire.

Il faut se faire visiter la bouche au moins une fois par an dans la belle saison; et, pour peu qu'on ait le moindre soupçon qu'une dent soit tachée, il faut, sans retard, la faire isoler de ses voisines et n'y jamais laisser séjourner d'alimens. C'est pourquoi je prescris l'usage fréquent du cure-dent de plume; car il n'est pas d'agens plus corruptifs, plus nuisibles aux dents que les parcelles réitérées d'alimens, qui, introduites dans l'interstice des gencives, s'y putréfient bientôt et acquièrent ainsi un alcali pestilentiel et destructeur, qui produit in-

---

L'usage du tabac n'est du moins pas si révoltant; mais il jaunit tellement les dents, qu'il est impossible de leur rendre jamais leur blancheur. D'ailleurs n'infecte-t-il pas l'haleine de ceux qui en font un usage immodéré? Voyez tous ceux qui fument ou qui chiquent, s'ils n'ont pas les dents couleur de rouille, et si l'on peut même respirer le même air qu'eux. N'est-il pas plus convenable, pour soi d'abord, et pour les autres, de se servir de choses qui, tout à la fois, sont utiles et agréables?

sensiblement le ramollissement de la substance osseuse des dents et donne de l'infection à la bouche. L'âcreté causée par le séjour des alimens est suivie de l'irritation et de la corruption des gencives, qui s'engorgent, se tuméfient, deviennent douloureuses, livides, flasques, d'où il résulte que les dents se déchaussent et tombent les unes après les autres sans avoir la moindre atteinte de carie.

J'ai eu si souvent l'occasion de faire cette observation, que je peux certifier qu'il en résulte une vérité trop peu sentie, mais trop évidente; c'est qu'une grande partie des maladie sinternes ne détruisent pas autant de dents par leur influence, que la négligence et la malpropreté par la leur.

Je finirai ce chapitre par d'autres observations nécessaires.

Il ne faut rien faire aux dents au-delà de ce qu'exige la propreté. Si elles ne sont pas naturellement très-blanches, croyez que vous ne forcerez pas la nature, et qu'avec de l'albâtre gris, vous ne ferez pas de l'albâtre blanc. Ayez soin de vos dents, mais ne tentez jamais d'aller au-delà de ce qu'elles sont par leur nature; ce serait très-imprudemment porter atteinte à cet organe. En tout, dit le sage, il ne faut rien outrer. Évitez surtout les acides. Les femmes, principalement, qui dans leur jeunesse aiment beaucoup les fruits verds, doivent s'en abstenir, de crainte d'agacer leurs dents ; car c'est se donner un mal-aise auquel il est bien facile de ne pas s'exposer. L'oseille, le jus de citron, la crème de tartre ainsi que les acides minéraux, surtout, doivent être proscrits parce qu'ils corrodent le corps osseux des dents, après en avoir entièrement rongé l'émail, sans qu'on puisse y remédier (1).

---

(1) En parlant du danger des acides, je dois signaler au public, trop souvent dupe et tributaire des spéculations audacieuses du charlatanisme le plus effronté, un de ces poisons qui circule sous l'approbation prétendue de la faculté de médecine, quand elle-même l'a depuis long-temps proscrit, après en avoir fait faire l'analyse d'après les plaintes réitérées d'une foule de personnes victimes de leur crédulité. Pourra-t-on croire que c'est de l'*acide muriatique* à grande dose, étendu dans de l'eau teinte en rouge? Cette acerbe composition à laquelle ont recours beaucoup d'étrangers et de Français crédules, qui n'en connaissent pas la fatale propriété, est pourtant prônée, affichée scandaleusement, malgré les maux qui peuvent résulter de l'impudence révoltante avec laquelle on la débite au Palais-Royal ? Comment la

On ne doit pas boire froid immédiatement après avoir mangé chaud, et, qui plus est, on doit éviter de manger trop chaud. Il n'est rien de si contraire aux dents; car, je me suis convaincu que les gens habitués à manger trop chaud, ont, presque tous, les dents fêlées du haut en bas et les perdent en peu de temps.

La preuve, c'est que dans le Nord, où l'on prend beaucoup de thé et de café très-chaud, les jeunes personnes n'ont plus de dents de dix-huit à vingt-cinq ans. En Espagne, c'est la même chose; on peut l'attribuer au chocolat

---

police médicale n'a-t-elle pas encore interdit la distribution de ce poison corrosif, que celui qui l'annonce ose appeler : EAU ANTI-SCORBUTIQUE DE DÉSIRABODE?

Je m'en suis procuré une petite bouteille pour être convaincu, par mes propres yeux, de sa détestable efficacité. En calculant plus mes intérêts que ceux de mes semblables, j'aurais dû, peut-être, me taire sur les maux que peut occasioner cet ennemi de l'humanité, puisque plus il la dégrade, plus je suis appelé à y remédier : mais il est de l'honneur de celui qui consacre sa vie au soulagement des autres hommes, de les mettre en garde contre tout ce qui peut leur nuire; et c'est leur rendre un grand service, que de les prémunir contre les fourberies des charlatans.

qu'on prend bouillant, et sur-le-champ après, de l'eau à la glace. Il est très-facile de concevoir que ce passage subit du chaud au froid, ne peut qu'être funeste. Il existe aussi un vieil adage qu'on répète dans tous les repas et dont beaucoup de personnes se sont fait une loi. *Prendre*, dit-on, *un verre de vin* SITOT *après sa soupe c'est enlever un écu de la bourse de son médecin*. Un auteur riposte avec raison que *c'est mettre six francs dans la poche de son dentiste*.

Un vieux médecin a dit *que le sucre ne faisait mal qu'à la bourse*. Il pouvait avoir raison jusqu'à un certain point; mais il aurait fait sûrement une exception, si, dans ce qu'il avançait avec assurance, il eût entendu comprendre la bouche, à laquelle le sucre est très-nuisible. Un autre disait bien que si le sucre n'était pas si cher pour certaines classes, il ne leur ordonnerait rien autre chose. Mais, sauf le respect que l'on doit à la toge, qu'auraient répondu ces deux docteurs, s'il eût été possible de soumettre à leur inspection toutes les mâchoires de nos confiseurs, qui, à force de déguster tous les jours leurs sirops, en en portant, avec le bout du doigt, une goute bouillante sur leurs dents, pour en connaître le degré de cuisson, les perdent successivement toutes, et leur auraient donné le démenti formel d'une assertion trop généralement hasardée? Friands, et vous, friandes de sucre et de sucreries, n'allez pas vous priver tout-à-fait de cette douce jouissance; mais je vous invite à ne pas broyer de sucre sous vos dents, afin de les perdre moins promptement. Puisse ce petit avis vous en faire user sobrement!

Dans les beaux jours du printemps, encore plus dans ceux de l'été, on aime, lorsqu'on est à la promenade, à se reposer sur le gazon qui semble vous y inviter. Mais ce tapis vert, offert et préparé par la nature, est souvent pernicieux, surtout lorsqu'on est en sueur: il est donc nécessaire de l'éviter, parce que son humidité, dont on ne s'aperçoit que lorsqu'on se lève, donne pour l'ordinaire de fortes douleurs de mâchoire qui, pendant quelques jours, vous gênent en mâchant les alimens les plus faciles à broyer. Il résulte de cette difficulté, que les dents se chargent de limon; et comme, en raison de leur grande sensibilité, on ne peut les nettoyer, plusieurs se carient, et bientôt il faut en venir à l'extraction. Il est prudent de ne pas se promener de grand matin, et le soir au soleil couchant, près les eaux stagnantes, et de se tenir long-temps sous les grands arbres le soir, la tête nue et même étant trop légèrement vêtu, comme il arrive surtout aux dames, dans les promenades, dans leurs jardins ou à la campagne, pendant les belles soirées d'été. Elles doivent aussi préférer aux bancs de pierre ou de marbre, dont la fraîcheur leur occasione des accidens pires que les douleurs de dents, les chaises ou les bancs de bois.

CONCLUSION.

La rapidité avec laquelle la première édition de cet ouvrage a été épuisée en peu de temps, est une preuve qu'il a eu l'avantage de fixer l'attention d'un bon nombre de lecteurs, et de ne pas déplaire.

En me décidant à le faire réimprimer d'après les observations d'hommes instruits et les conseils d'amis distingués par leurs lumières, j'ai pensé qu'étant enflammé par l'amour du bien, il ne me fallait rien négliger pour lui donner beaucoup plus d'étendue, entrer dans plus de détails, m'appuyer de plus de citations, faire de nouvelles recherches, afin d'en composer un ouvrage de tous les temps, indispensable à toutes les familles, qui, dans l'intérêt de l'enfant à la mamelle, comme dans celui du vieillard, peuvent avoir souvent besoin de le consulter, pour y puiser, selon les occasions, des documens nécessaires.

J'ai donc été déterminé, en recueillant avec soin les meilleurs avis, et d'après des études sérieuses, à le refondre presqu'en totalité, à lui donner toute l'importance dont le titre, en y réfléchissant mûrement, m'a paru le rendre susceptible, et à lui faire enfin subir l'épreuve d'une seconde édition.

Trop satisfait, en tâchant, dans le cours de ce travail, d'être laconique et varié, d'avoir pu éviter l'aridité, la monotonie, qui accompagnent presque toujours les ouvrages consacrés à l'art de guérir, où l'on s'occupe, en style grave et doctoral, des soins de la santé, je m'applaudirai de n'avoir dit que ce qui peut être utile, en y mêlant quelque chose d'agréable : amuser en instruisant, devrait être la devise de tous ceux qui veulent écrire.

Je serai donc doublement récompensé, si j'ai pu parvenir à donner à cet écrit quelque prix, et à mériter un sourire d'approbation de la part de celles pour qui, de préférence, j'ai cru devoir l'entreprendre.

Ce que je dis aux femmes, peut, sous beaucoup de rapports, convenir aux hommes qui sauront sans doute mettre à profit tout ce que j'ai avancé et recommandé sur la nécessité absolue de s'occuper du soin de la partie trop négligée qui a fait le sujet de mes réflexions.

En méditant de tracer quelques pages en faveur de l'humanité, une propension toute naturelle, le vif intérêt qu'inspire cette belle portion de l'espèce humaine, à laquelle se rattachent des sentimens délicieux, parce que l'autre, parfois ingrate, en reçoit la vie, des soins, des caresses, des jouissances, et enfin le bonheur, qui sans elle est toujours incomplet, m'ont déterminé à offrir AUX FEMMES le fruit de mes observations, de mes travaux et de mon expérience, pour tout ce qui peut contribuer à l'embellissement, à la conservation d'un de nos principaux organes, et, avec d'autant plus de raison, que cet organe semble destiné à jouer un rôle plus marquant, plus attrayant chez le beau sexe, que chez les hommes.

La femme étant elle-même destinée à plaire, et par conséquent à rendre l'existence de l'homme plus parfaite par le don céleste qu'elle a reçu de pouvoir embellir ses jours, ce qu'elle a de plus beau, ce qui ravit en elle, ce qui soumet et captive les cœurs, se fait plus particulièrement remarquer, de même que ce qu'elle a de défectueux et ce qui lui manque pour être accomplie; parce qu'on n'est exigeant qu'en proportion de ce qu'on désire, de ce qu'on attend d'un sexe éminemment privilégié de la nature, et né pour complaire au nôtre, en comblant ses prétentions les plus élevées, lorsqu'il consent à s'y réunir pour toujours.

En effet, plus nous connaissons les prérogatives qui sont l'apanage de celles qui doivent sur la terre compenser tout pour nous, plus nous avons de regrets en les voyant privées des avantages pour lesquels elles sont faites, plus nous nous sentons satisfaits lorsque nous les voyons réunis dans celles principalement qui nous sont chères.

Comment expliquer ces sympathies soudaines qui s'emparent de toutes les facultés de l'âme, ou ces antipathies insurmontables qui la froissent, l'irritent et offrent tour à tour tant de diversités incompréhensibles dans les affections ou les aversions plus ou moins fortes qui, si souvent, nous dominent?

Entraîné, comme à mon insu, par la première de ces impressions qui déterminent toutes nos actions, guidé sans doute par cette impérieuse disposition de l'imagination captivée par cet ensemble étonnant de charmes, de qualités, de perfections séduisantes dont le beau sexe en général a le privilége exclusif d'être entouré, j'ai laissé courir ma plume sous la dictée de mon cœur. Sans avoir la prétention qu'on me tienne compte du choix de mon sujet, en satisfaisant la noble passion qui m'a fait entreprendre de le traiter, puissé-je m'applaudir d'avoir pu opérer un peu de bien, en répandant quelques vérités utiles; je serai bien complétement satisfait.

FIN.

FORMULAIRE

PHARMACEUTIQUE.

AVERTISSEMENT.

Il n'est pas sur la terre un seul individu auquel les dents n'aient causé des douleurs plus ou moins vives, plus ou moins prolongées. Il en est de si cruelles, qu'on a bien pu les appeler rage de dents (1).

(1) Je ne m'aviserai pas d'indiquer, comme facile à pratiquer, la recette qui, par un hasard périlleux, délivra Henri IV d'une rage de dents; peu de gens consentiraient à vouloir en essayer.

Voici comment on raconte qu'il en fut guéri :

L'an 1603, et le 9 juin, Henri IV faillit se noyer dans la Seine, près de Neuilly. « Ce jour, dit Pierre de L'Étoile, le roi et la reine, passant au bac, faillirent à être noyés, principalement la reine, qui but plus qu'on ne voulait, et sans un valet de pied et un gentilhomme nommé Lachataigneraie, qui la prit par les cheveux, s'étant jeté à corps perdu dans l'eau pour l'en retirer, courut fortune énévitable de la vie. Cet accident guérit le roi d'un grand mal de dents qu'il avait, dont le danger étant passé, il s'en gaussa, disant que jamais il n'y avait trouvé meilleure recette : au reste, qu'ils avaient mangé trop de salé au dîner, et qu'on les avait voulu faire boire après. »

On peut se préserver d'en être atteint avec les soins et les précautions que j'indique; mais il est rare de voir quelqu'un s'en affranchir entièrement. Les dents sont soumises à tant de périodes, à tant d'influences; les causes qui les rendent mauvaises, douloureuses, sont si multipliées; il s'ensuit tellement d'incommodités ou de maladies diverses, comme carie, amollissement, dissolution de l'émail, absorption des racines, abcès des gencives, aphtes, engorgemens, etc., etc., sans compter les accidens plus multipliés encore que les maladies; que j'ai pensé qu'il ne suffisait pas de donner des préceptes, mais qu'il fallait aussi y ajouter des remèdes qui doivent nécessairement s'associer aux avis relatifs à l'entretien de la bouche. On est si souvent à la campagne, et si peu à portée d'aucun secours, qu'il est bon de savoir composer soi-même quelques médicamens faciles, ou de pouvoir envoyer en ville une formule chez le pharmacien. Il en est de même en route, ou la nuit chez soi :

n'est-on pas bien aise de trouver tout préparé le plus simple remède ? J'ai donc cru devoir mettre à la fin de cet ouvrage un petit recueil de recettes et des indices de remèdes, qui, dans mille occasions, peuvent suppléer à l'absence d'un homme de l'art, et rendre service à beaucoup de gens qui, soit pour eux, soit pour d'autres, auront recours aux moyens qu'ils auront sous la main en possédant mon livre.

Les ayant puisés dans différens auteurs accrédités, notamment dans le *Formulaire Magistral*, recueilli par le célèbre pharmacien, M. Cadet de Gassicourt, d'après les meilleurs auteurs français et étrangers, on pourra s'en servir sans crainte d'y rencontrer les ressources souvent nuisibles du charlatanisme. C'est dans ces vues que, guidé par les intentions les plus philanthropiques, je les donne au public.

FORMULAIRE PHARMACEUTIQUE.

BAUME SAXON.

Huile distillée de lavande. . . . . . 1 gros ½.
— de succin. . . . . 1 gros ½.
— d'origan. . . . . 1 gros.
— de marjolaine. . . . . 1 gros.
— de Sauge. . . . . 1 gros.
— de romarin. . . . . 1 gros.
— de macis. . . . . ½ gros, 12 grains.
— de menthe. . . . . ½ gros 12 grains.
— de rhue. . . . . ½ gros 12 grains.
— concrète de muscade. . . . . . . 4 onces 1 gros.

On fait le mélange à froid.

Ce baume sert à frotter les membres des enfans faibles. Quelquefois on leur en fait prendre quelques gouttes sur du sucre, pour faciliter leur digestion.

BAUME DE LE LIÈVRE.

OU ÉLIXIR DE SPINA.

Agaric. . . . . 2 gros.
Racine de Zédoaire. . . . . 2 gros.
Myrrhe. . . . . 2 gros.
Aloës succotin. . . . . 1 once.

Thériaque.	1 once.
Rhubarbe.	6 gros.
Racine de gentiane.	4 gros.
Safrau.	2 gros.
Sucre.	4 onces.
Eau-de-vie.	2 livres.

Cet élixir est un fort bon vermifuge, un stomachique très-chaud; il provoque un peu la transpiration. La dose est d'une à trois cuillerées par jour, à de longs intervalles.

BISCUITS VERMIFUGES
DE M. CADET DE GASSICOURT.

Sucre en poudre.	½ livre.
Farine.	2 onces.
Semen contra en poudre.	1 gros.
OEufs.	n. 6
Essence de citron.	15 gouttes.

Pour 24 biscuits.

On donne un de ces biscuits le matin et un le soir aux enfans qui ont des vers.

BISCUITS PURGATIFS.

Jalap.	2 onces 6 gros.
Sucre.	1 livre.
Farine.	2 onces.
OEufs.	n. 24.

Pour 60 biscuits.

On donne un de ces biscuits à un enfant de quatre à cinq ans pour le purger. On peut en donner deux à un adolescent.

CRÊME PECTORALE DE TRONCHIN.

Beurre de cacao. . . . . 2 onces.
Sucre blanc. . . . . 4 gros.
Sirop de baume de tolu. . . . . 1 once.
Sirop de capillaire. . . . . 1 once.
Mêlez.

On prend cette crème par cuillerée à café, dans les toux sèches et opiniâtres.

EAU DE MÉLISSE COMPOSÉE.

Prenez mélisse citronnée en fleurs et récentes. . . . . 12 onces.
Zestes de citrons récens. . . . . . . 2 onces.
Noix muscades. . . . . 1 once.
Coriandre. . . . . 4 gros.
Girofle. . . . . 1 once.
Canelle. . . . . 1 once
Racines sèches d'angélique de Bohème. ½ once.
Esprit de vin rectifié. . . . . 4 livres

On prend de la mélisse récente et en fleurs, on la monde de ses tiges; on enlève, par le moyen d'un canif, l'écorce jaune extérieure des citrons, qu'on fait tomber à mesure dans une portion de l'esprit de vin mis à part : on concasse les muscades, la coriandre, les girofles, la canelle et les racines sèches d'angélique. On met toutes ces substances, avec les zestes de citron, en infusion dans la totalité de l'esprit de vin qu'on a employé. On rectifie ensuite cette liqueur au bain-marie, à une chaleur suffisante pour en tirer trois livres et demie : c'est ce qu'on nomme *Eau de Mélisse*.

Vertus :

Cette Eau est stomachique, céphalique, vulnéraire, tonique, propre à dissiper les vapeurs et la mélancolie. La dose est depuis dix gouttes jusqu'à une cuillerée à café, mêlées avec de l'eau. On peut l'employer à l'extérieur comme l'eau vulnéraire, et aux mêmes usages.

EAU DE COLOGNE.

Prenez esprit de vin rectifié.	6 livres.
Esprit de romarin.	1 livre 10 onces.
Eau de mélisse composée.	1 livre.
Huile essentielle de Bergamotte. . . .	1 once.
. . . .	54 grains.
Huile essentielle de cédrat.	1 gros.
Huile essentielle de citrons.	2 gros.

On met toutes ces substances dans une grande bouteille ; on agite le mélange, et l'eau est faite. Si on veut qu'elle soit plus délicate, il faut la rectifier au bain-marie, à petit feu pour tirer toute la liqueur, à une demi-pinte près.

Cette eau est employée pour la toilette, et non comme médicament. On peut cependant lui attribuer les mêmes vertus qu'à l'eau de mélisse composée. On peut l'employer de la même manière, et à la même dose.

Elle est très-bonne aussi étendue dans de l'eau pour nettoyer les dents, après s'être servi de la poudre.

EAU DE MADAME DE LA VRILLIÈRE,

POUR LES DENTS.

Canelle.	2 onces.
Girofles.	6 gros.

Écorces récentes de citron.	12 gros.
Roses rouges sèches.	1 once.
Cochléaria.	8 onces.
Alcohol.	3 livres.

On concasse la cannelle et les girofles; on divise les roses et les écorces de citrons, on écrase le cochléaria, on fait malcérer le tout dans l'alcohol pendant vingt-quatre heures; on distille au bain marie.

EAU-DE-VIE DE GAÏAC.

On prépare l'eau-de-vie de Gaïac en faisant infuser deux onces de sciure de ce bois dans deux livres d'eau-de-vie, pendant dix à douze jours, ayant soin d'agiter le vaisseau de temps en temps. On filtre ensuite la liqueur.

On se sert de cette eau-de-vie en en mettant quelques gouttes dans un demi-verre d'eau, pour se gargariser la bouche après s'être frotté les dents avec sa brosse et la poudre, ou l'opiat.

EAU VULNÉRAIRE ET SPIRITUEUSE,

OU EAU D'ARQUEBUSADE.

Prenez feuilles récentes de sauge.	4 onces.
Angélique. . .	
Absinthe. . .	
Sariette. . . .	
Fenouil. . . .	
Mentastrum. .	
Hysope. . . .	
Mélisse. . . .	
Basilic.	

Prenez feuilles récentes de rue. . . . . .
Thym. . . . .
Marjolaine. .
Romarin. . .
Origan. . . .
Calamon. . . .
Serpolet. . .
Fleurs récentes de lavande. . . . . . . } 4 onces.
Esprit de vin rectifié. . . . . 8 livres.

On coupe grossièrement toutes ces plantes : on les met infuser pendant dix ou douze heures dans l'esprit de vin : on procède ensuite à la distillation au bain-marie, pour tirer toute la liqueur spiritueuse. On la conserve dans une bouteille qui bouche bien. C'est ce que l'on nomme, *Eau vulneraire spiritueuse* et *eau d'arquebusade*. Elle est très-agréable : on s'en sert à l'intérieur pour empêcher les dépôts de se former à la suite des chutes.

EAU D'ORGE.

Lorsqu'on aura les gencives gonflées par une inflammation accidentelle, ou un engorgement occasioné par le sang, on se servira, de préférence à toute autre chose, de la décoction suivante :

On fera bouillir dans une pinte d'eau, pendant un quart d'heure, une cuillerée d'orge perlé et une de riz. On laissera reposer après ce temps, et lorsque l'orge sera précipité, on passera au linge fin, et on y ajoutera deux onces de miel rosat, deux de miel ordinaire, et un verre de vin.

On s'en gargarisera plusieurs fois par jour à tiède, en le gardant le plus long-temps possible dans la bouche. Il serait bon de se faire saigner les gencives avec un cure-dent ou une lancette, si elles étaient seulement engorgées, avant de se servir de ce gargarisme. On doit proscrire dans ce cas tous les élixirs spiritueux, parce que leur usage porterait à suppuration.

ÉLIXIR ODONTALGIQUE DE LALANDE,

PHARMACIEN, RUE SAINT-GERMAIN L'AUXERROIS.

Huile essentielle de girofle.	1 gros.
— de thym.	½ gros.
Extrait thébaïque.	2 gros.
Alcohol de roses.	2 onces.
Vin de Frontignan.	3 onces.

Digérez pendant huit jours, et filtrez pour l'usage.

On en met quelques gouttes dans la bouche, qu'on promène sur le côté douloureux, et qu'on rejette ensuite quand la douleur est passée.

ÉTHER DENTIFRICE, DU MÊME.

Éther sulfurique.	2 onces.
Laudanum leop. di.	½ once.
Camphre.	1 gros.
Huile de thym.	½ gros.
— de romarin..	½ gros.

Mêlez.

On imbibe un peu de coton de ce mélange, et on le place adroitement dans ou à côté de la dent douloureuse.

ÉLECTUAIRE DENTIFRICE, DU MÊME.

Pierre ponce. . . . . 2 gros.
Os desséchés.. . . . . 2 gros.
Corail rouge. . . . . 2 gros.
Iris de Florence. . . . . 2 scrupules.
Alun calciné. . . . . 2 scrupules.
Cannelle pulvérisée. . . . . 2 scrupules.
Alun de roche. . . . . 1 gros.
Cochenille. . . . . 1 gros.

Pulvérisez et porphyrisez toutes ces substances, chacune séparément; ensuite faites-en selon l'art, un électuaire, avec suffisante quantité de miel de Narbonne, dont vous aurez préalablement fait un sirop. Laissez fermenter pendant quarante-huit heures, ayant soin de le remuer de temps en temps, et ajoutez-y:

Alcohol de girofle. . . . . 24 gouttes.
Alcohol de musc. . . . . 10 gouttes.

Triturez de nouveau le mélange, et serrez-le dans des boîtes d'étain ou dans des pots de faïence convenables pour l'usage.

ÉLIXIR DOUX, DU MÊME, *contre les douleurs de l'estomac qui peuvent produire une irritation immédiate sur les dents,*

Extraits d'absinthe. . . . . 1 once.
Centaurée. . . . . 1 once.
Chardon-bénit. . . . . 1 once.
Gentiane. . . . . 1 once.
Carbonate de potasse. . . . . 1 once.
Vin de Malaga. . . . . 8 livres.

Mettez digérer pendant quinze jours, et filtrez pour l'usage.

La dose de cet élixir est un petit verre à liqueur le matin, et autant un instant avant de dîner.

ÉLIXIR DENTIFRICE, DU MÊME.

Racine de pyrèthre.	1 once 2 gros.
Girofle.	$\frac{1}{2}$ gros.
Fleurs de lavande.	2 onces.
Cochenille.	2 gros.
Alun de roche.	2 gros.
Eau-de-vie à 22 degrés.	4 livres 4 onces.

Faites, selon l'art, un élixir dont on met quelques gouttes dans un verre d'eau pour s'en servir.

ÉLIXIR POUR LES DENTS,
DE L'ABBÉ ANGELOT.

Prenez esprit de romarin.	8 onces.
Racine de pyrèthre.	1 once.

On met ces deux substances dans un matras : on les laisse en infusion pendant quelques jours, et on filtre la liqueur.

On se rince la bouche avec une cuillerée de cet élixir, qu'on a mêlé avec deux fois autant d'eau. Il est propre à provoquer un peu la salive, et pour dégager les gencives de petits amas d'humeurs qui pourraient occasioner quelques légères douleurs de dents.

ÉPILATOIRE DE PLENCK.

Chaux vive.	12 onces.
Amidon.	10 onces.
Sulfure d'arsénic.	1 once.

On mélange les poudres et on y ajoute quantité suffisante d'eau (1) pour en former une pâte très-molle, que l'on applique sur les parties du corps que l'on veut dégarnir de poils. Dès que la pâte est sèche, on l'enlève avec de l'eau tiède ou froide.

GARGARISME ASTRINGENT, DE PARMENTIER,

MEMBRE DE L'INSTITUT.

Écorce de chêne. . . . . 1 once.
Eau de rivière. . . . . 1 livre.
Sulfate acide d'alumine. . . . . 1 gros.
Miel rosat. . . . . 1 once.

On emploie particulièrement ce gargarisme lorsqu'on a les gencives fongueuses et engorgées. Il faut, avant de s'en servir, les faire bien saigner avec le cure-dent de plume.

GARGARISME DE QUARIN,

DANS LA PARALYSIE DE LA LANGUE.

Racine de pyrèthre pulvérisée. . . . 1 gros ½.
Muriate d'ammoniaque. . . . . 2 gros.
Eau de sauge. . . . . 8 onces.
Esprit de cochléaria.. . . . . 6 gros.

Laissez en digestion toute la nuit : le lendemain, coulez et ajoutez 4 gros de miel. Donnez au malade pour s'en laver la bouche.

GARGARISME *pour les enfans qui ont des aphthes.*

Sirop de mûres, roses sèches de grenades, étendus dans une suffisante quantité d'eau d'orge et de plantain,

---

(1) Il vaut mieux se servir de blanc d'œuf pour former cette pâte. C'est le *rusma* des Turcs.

dans lequel on trempera souvent un petit tampon de linge fin, qu'on leur donne à sucer.

IPÉCACUANHA.

L'ipécacuanha a été administré aux enfans dans presque toutes leurs maladies; il a été vanté comme un remède pour eux universel. On le leur a donné même peu de temps après leur naissance.

Ce remède végétal est la racine d'une espèce de violette étrangère que l'on met en poudre, ce qui constitue le vomitif connu sous ce nom.

On le donne surtout aux enfans, parce que ce remède a sur tous les vomitifs le grand avantage de ne jamais produire aucun accident. Il n'excite point la soif, il n'enflamme point les membranes de l'estomac, comme le pourraient faire tous les autres vomitifs; il donne des secousses légères qui ne fatiguent pas.

Ce remède peut être administré même dans la fièvre. On le réitère très-fréquemment; on l'a même réitéré chez les enfans, de six heures en six heures, spécialement dans la coqueluche. L'appétit n'est nullement altéré par ce remède, et après son usage, les enfans digèrent mieux.

On fait à son gré, de ce remède, un vomitif, un purgatif, un diurétique, un sudorifique, un incisif, selon la manière dont on l'administre.

Pour rendre ce remède facile aux enfans, et nullement dégoûtant, on prend la dose triple, on la fait bouillir, on passe cette décoction, on y ajoute du sucre. Si la dose qu'on veut donner est de trois à quatre grains, on en fait bouillir douze dans un petit verre d'eau.

Si l'on donne ce remède à petites doses et fréquemment, il porte aux urines et à l'insensible transpiration. On en fait depuis quelques années de petites pastilles avec du sucre, et on en donne, à ce moyen, un quart de grain, sept à huit fois par jour, aux enfans, ce qui agit ou par le canal intestinal, ou par les urines, ou par la transpiration insensible.

Amstrong a fait un traité sur les maladies des enfans, et n'a indiqué que ce remède pour tous les cas; avec lui seul il a remédié à toutes leurs maladies; il a indiqué aussi les vomitifs antimoniaux. On peut, auprès des enfans, employer ce vomitif de temps en temps, tous les mois, par exemple, sans nécessité évidente, et seulement comme préservatif. Une loi religieuse prescrivait chez les Égyptiens le séné tous les mois, comme un purgatif de précaution.

Si l'on était encore dans un temps où l'on ne prescrivait aux hommes des principes d'hygiène que sous une forme théocratique, on pourrait faire une loi religieuse de faire vomir tous les mois les enfans, même sans nécessité apparente.

C'est surtout dans la coqueluche que l'on voit le plus évidemment l'efficacité de ce remède; on fait vomir l'enfant tous les matins, avec trois, quatre, cinq grains d'ipécacuanha, selon son âge; quelquefois même je donne trois grains d'ipécacuanha, ou la décoction de neuf grains en sirop, de six heures en six heures, et j'ai donné quelquefois jusqu'à dix-huit et vingt jours de suite ce vomitif, sans que jamais il ait paru nuire; au contraire, il a produit les meilleurs effets, car l'enfant qui abonde en glaires, en rend peu les premiers jours; mais quand on vient au quatrième ou cinquième vomitif, ces glaires, dans la coqueluche, m'ont paru avoir un autre caractère; et la maladie, après quelque temps, donne des signes de coction. L'ipécacuanha est donc presque une panacée universelle pour les enfans.

Les anciens faisaient bien plus que les modernes usage des vomitifs; ils les employaient fréquemment et pendant plusieurs jours de suite. On peut reprocher aux modernes d'avoir employé trop peu les vomitifs, et de ne les avoir pas assez réitérés chez les enfans, et surtout chez les adultes.

LAIT DE FEMME.

Le lait de femme est quelquefois employé comme topique adoucissant. On s'en sert assez souvent en gargarisme pour calmer les douleurs de dents.

Van Swieten recommande beaucoup un mélange de crème fraîche, de jaune d'œuf et de sirop de violette, délayé dans une suffisante quantité d'eau distillée de roses, pour remédier à l'inflammation des gencives.

LAUDANUM.

On est parvenu à suspendre la toux, et la difficulté de respirer, en frictionnant la partie interne et supérieure des bras, le dessous des aisselles, la partie latérale du cou, avec un demi-gros de laudanum liquide.

LINIMENT D'AIL.

On le prépare en pilant de l'ail dans un mortier, avec partie égale de saindoux. On en frotte la plante des pieds deux ou trois fois par jour ; mais la meilleure manière de l'employer est de l'étendre sur un linge, et de l'appliquer en forme d'emplâtre. On le renouvelle soir et matin, parce que l'ail perd promptement de sa vertu.

C'est un bon remède contre la coqueluche et contre la plupart des autres toux opiniâtres.

LIQUEUR DU DOCTEUR SWEDIANS,

CONTRE LES APHTHES.

Borax en poudre.	2 gros.
Teinture de myrrhe.	1 once.
Eau de rose distillée.	1 once.
Miel rosat.	2 onces.

On imbibe un plumasseau avec cette liqueur, et on en touche les aphtes plusieurs fois dans la journée.

LOTION ODONTALGIQUE DE PLENCH.

Racine de pyrèthre.	2 gros.
Muriate d'ammoniaque.	1 gros.
Extrait d'opium.	2 grains.

Eau distillée de lavande.	2 onces.
Vinaigre distillé.	2 onces.

Faites digérer pendant quelques jours ce mélange, et filtrez.

Dans les douleurs de dents, on passe de temps en temps une cuillerée de cette lotion dans la bouche, et on a soin de ne pas l'avaler.

MARMELADE DE TRONCHIN.

Pulpe de casse.	1 once.
Manne en larmes.	1 once.
Huile d'amandes douces.	4 gros.
Sirop de violette	4 gros.
Eau de fleurs d'orange.	2 gros.

On la prend par cuillerées d'heure en heure, dans la matinée, la moitié en un jour, et l'autre le lendemain. On boit un bouillon léger par-dessus.

On la donne aux enfans avec avantage, lorsqu'il y a constipation pendant la première dentition; quand il y a chaleur dans les premières voies; le bain tiède réussit souvent. On provoque quelquefois les selles en tenant l'enfant quelque temps à terre, les pieds nus sur le carreau.

MIXTURE DE BOYLE,

CONTRE LES APHTHES.

Suc de grande joubarbe.	1 once.
Miel.	1 once.
Sulfate acide d'alumine.	24 grains.

On en bassine les aphtes toutes les heures, de la même manière que ci-dessus.

MIXTURE ODONTALGIQUE DE CADET.

Éther sulfurique. . . . . 1 gros.
Laudanum liquide. . . . . 1 gros.
Baume du commandeur. . . . . 1 gros.
Huile essentielle de girofle. . . . . . 2 gouttes.
Mêlez ensemble.

On trempe un peu de coton dans cette mixture, et on l'applique sur la dent qui fait souffrir.

ONGUENT DU DOCTEUR PLENCK,

CONTRE LES ENGELURES:

Axonge de porc. . . . . 2 onces.
Graisse de bœuf. . . . . 2 onces.
Huile de laurier. . . . . 2 onces.
Cire. . . . . 2 onces.

Faites fondre à feu lent, et ajoutez après le refroidissement

Camphre. . . . . 4 gros.
— dissous dans alcohol rectifié. . . . 1 once.

Mélangez exactement.

ONGUENT DU DOCTEUR SWÉDIANS,

CONTRE LES ENGELURES.

Amandes amères mondées. . . . . . 8 onces.
Miel. . . . . 6 onces.
Camphre. . . . . 4 gros.
Farine de moutarde. . . . . ½ once.
Alun calciné. . . . . 2 gros.
Oliban en poudre. . . . . 2 gros.
Trois jaunes d'œufs.

Mêlez et formez une pâte.

Faites avec cette composition de légères frictions sur les engelures, et, quelques momens après, lavez-les avec de l'eau tiède, ou, mieux encore, mettez par-dessus, et conservez pendant quatre heures, des gants ou des chaussons.

OPIAT DE M. GARIOT,

CHIRURGIEN DU ROI D'ESPAGNE.

Alun de roche. . . . . $\frac{1}{2}$ once.
Sang-de-dragon. . . . . 3 gros.
Cannelle. . . . . 1 gros.
Mastic. . . . . 1 gros.

Le tout en poudre très-fine. Mêlez-y quantité suffisante de miel rosat, pour en faire un opiat dont on se sert avec succès, après quoi on se lave la bouche avec de l'eau dans laquelle on aura mis quelques gouttes d'élixir de Le Maire.

PASTILLES VERMIFUGES DE BARTHEZ

Sucre. . . . . 1 livre.
Muriate doux de mercure. . . . . . . 2 gros.
Mucilage. G. S.

Faites des pastilles de la grandeur d'une pièce de vingt sous.

On les donne aux enfans attaqués de vers, à la dose d'une ou deux par jour. Les adultes peuvent en prendre de six à huit.

POMMADE A LA SULTANE.

Cire blanche. . . . . 3 gros.
Blanc de baleine. . . . . 1 once.
Huile d'amandes douces. . . . . . . 2 onces.
Baume de la Mecque. . . . . 12 gouttes.
Lait virginal à la rose. . . . . 1 gros.

On fait fondre la cire et le blanc de baleine. On verse le tout dans un mortier de marbre ; on y ajoute le baume et le lait virginal, et l'on bat jusqu'à ce que la pommade soit très-blanche.

Elle adoucit la peau et efface les rougeurs.

POTION DE JEAN ROI,

CONTRE LA COQUELUCHE.

Racines d'ipécacuanha. . . . . 1 gros.
Follicules de séné. . . . . 2 gros.

Faites infuser dans une potion d'eau bouillante, passez et ajoutez :

Oximel scillitique. . . . . 1 once.
Sirop d'hysope. . . . . 1 once.

On donne cette potion aux enfans, à la dose de six cuillerées à café dans le courant de la matinée.

POTION DE SPIELMANN

CONTRE LES TRANCHÉES DES ENFANS.

Eau de menthe crépue distillée. . . 2 onces.
Eau de camomille distillée. . . . . . 2 onces.
Sirop de fleurs de pavots. . . . . . . 4 gros.
Mélangez.

On donne cette potion par cuillerées, de quart d'heure en quart d'heure.

POUDRE DE ROSENSTEIN,

POUR LES NOURRICES.

Magnésie anglaise. . . . . 1 once.
Écorce d'orange en poudre. . . . . . 1 gros.

Semence de fenouil en poudre. . . . 1 gros.
Sucre blanc. . . . . 2 gros.

Mélangez soigneusement, et divisez en prises d'un gros.

On en donne deux ou trois par jour.

Cette poudre augmente le lait des nourrices, l'empêche de s'aigrir, et facilite la digestion.

POUDRE DENTIFRICE, DE DELALANDE.

Pierre ponce. . . . . 1 once.
Corail rouge. . . . . 1 once.
Sandal citrin. . . . . $\frac{1}{2}$ once.
Crème de tartre. . . . . 2 onces $\frac{1}{2}$.
Cannelle. . . . . 1 gros.
Girofle. . . . . 1 gros.
Myrte. . . . . 18 grains.
Musc. . . . . 6 grains.
Acide benzoïque. . . . . 4 grains.

Pulvérisez et porphyrisez toutes les substances ensemble, et ajoutez:

Laque fine. . . . . 3 onces.

Mêlez exactement pour l'usage.

POUDRE DENTIFRICE
DU DOCTEUR LOUSELAND.

Quinquina rouge, choisi et pulvérisé. 2 onces.
Bois de sandal rouge pulvérisé. . . . 1 once.
Huile volatile de girofle. . . . . . . 12 gouttes.
de bergamotte. . . . . 8 gouttes.

Propriétés :

Elle nettoie parfaitement les dents, raffermit les gencives, et donne à l'haleine une odeur agréable.

On emploie cette poudre en en frottant légèrement les dents, au moyen d'une brosse qui ne doit être ni trop forte ni trop faible.

POUDRE DE M. GARIOT,

CHIRURGIEN-DENTISTE DU ROI D'ESPAGNE.

Terre sigillée préparée. . . . . 6 onces.
Crème de tartre. . . . . 2 onces.
Girofle. . . . . 24 grains.

AUTRE, DU MÊME.

Corail rouge. . . . . 4 onces.
Sang-de-dragon. . . . . 1 once.
Carmin fin. . . . . 36 grains.
Écorce de citron. . . . . 2 gros.

Cette dernière poudre a la propriété de donner aux lèvres et aux gencives une belle couleur rose qui dure une grande partie de la journée.

POUDRE POUR LES DENTS, DE M. BAUMÉ.

Prenez pierre ponce préparée. . . . 1 once.
Terre sigillée préparée. . . . . 1 once.
Corail rouge préparé. . . . . 1 once.
Sang-de-dragon. . . . . $\frac{1}{2}$ once.
Crème de tartre. . . . . 1 once $\frac{1}{2}$.
Cannelle. . . . . 2 gros.
Girofle. . . . . 24 grains

On forme de tout une poudre qu'on mêle exactement.

Cette poudre sert à nettoyer, à blanchir les dents, à les tenir propres, à prévenir les inconvéniens qui peuvent arriver par l'amas du tartre. On s'en sert avec une brosse dont les crins seront écartés et un peu durs, afin qu'ils passent facilement dans l'interstice des dents.

OPIAT POUR LES DENTS.

Poudre ci-dessus.	1 once.
Laque rouge des peintres.	2 gros.
Miel de Narbonne.	4 onces.
Sirop de mûres.	2 onces.
Huile essentielle de girofle.	2 gouttes.

On forme de tout un opiat, et l'on s'en sert comme de la poudre, avec la brosse dont j'ai parlé ci-dessus.

POUDRE SÉDATIVE, DE WETZLER.

Poudre de racine de bella-dona (atropa bella-dona)	30 grains.
Sucre en poudre de réglisse.	1 gros $\frac{1}{2}$.

Mêlez exactement, et divisez en quatre-vingt-seize prises.

Chaque prise contient un quart de grains de belladone.

Ce remède est regardé par Schaeffer, M. Hufeland et M. Wetzler, comme un spécifique dans la coqueluche des enfans. M. Marc, qui l'emploie avec succès à Paris, cite trente-cinq guérisons obtenues du huitième au quinzième jour de cette maladie.

On administre cette poudre, à la dose d'une prise matin et soir, aux enfans de trois à quatre ans ; de six prises pour les enfans de quatre à six ans. On augmente graduellement de manière que la dose pour les plus âgés soit de douze prises en vingt-quatre heures, c'est-à-dire d'un grain et demi de belladone.

Ce remède réussit aussi dans la toux nerveuse des adultes.

REMÈDE ODONTALGIQUE DE VOGLER.

Mastic. . . . . 2 gros 7 grains.
Sandaraque. . . . . 2 gros 7 grains.
Sang-de-dragon choisi. . . . . 36 grains.
Opium desséché. . . . . 1 once.
Huile volatile de romarin. . . . . . 8 gouttes.

Esprit de cochléaria suffisante quantité. Après avoir pulvérisé séparément le mastic, le sandaraque ; le sang-de-dragon et l'opium, on les mélange, on les humecte avec l'huile volatile de romarin ; on les pile dans un mortier de marbre, en y ajoutant peu à peu l'esprit de cochléaria en quantité suffisante pour former une masse uniforme de consistance molle, emplastique et semi-ductile.

On l'emploie contre les douleurs de dents, en appliquant et étendant sur la gencive une portion de cette masse emplastique, de la grosseur d'un pois.

RHUBARBE.

« Sydenham mit en vogue en Angleterre l'usage de la rhubarbe pour les enfans, et il en fit presque un remède universel dans toutes leurs maladies ; on fait avec son extrait, et celui de chicorée, un sirop purgatif qu'on donne aux enfans immédiatement après leur naissance. On dissout deux gros de ce sirop de chicorée dans deux cuillerées d'eau, et on donne à l'enfant de petites doses ; ce sirop aide à lui rendre son méconium. On en réitère l'usage quatre à cinq jours après sa naissance. Les enfans, bien évacués par ce moyen, profitent mieux au téton de la nourrice.

» La rhubarbe se donne à quelques grains aux enfans, comme purgative; mais ce remède leur est souvent désagréable, et les échauffe quelquefois.

» A l'imitation de Sydenham, je donne après le sevrage, à ceux dont l'estomac est faible, de l'eau de rhubarbe avec le vin. J'en fais faire usage à quelques enfans pendant long-temps, et quelquefois même habituellement, pendant quelques années. Comme cet amer peut leur être désagréable, voici la manière dont je les accoutume à l'usage de cette eau pour boisson. On met dans une pinte d'eau un grain de rhubarbe en poudre, on donne de cette eau à l'enfant, avec du vin; après un jour ou deux, on jette cette eau, et on augmente la dose de rhubarbe, en la renouvelant ainsi tous les deux jours, en ayant soin de porter la dose de rhubarbe jusqu'à douze grains, d'une manière progressive; les enfans s'accoutument peu à peu à cette eau, de la même manière qu'ils s'accoutument à la bière houblonnée. L'usage de cette boisson, en fortifiant l'organe digestif et le canal intestinal, les délivre de la présence des vers, empêche leur génération, et prévient les autres maladies, suite de la faiblesse des organes destinés à la digestion, organes qui sont naturellement faibles, puisqu'ils appartiennent en plus grande partie au système vasculaire blanc : on ne saurait donc trop surveiller, vu son importance, le canal alimentaire, afin qu'il conserve son énergie vitale.

» Les purgatifs qu'on emploie le plus fréquemment auprès des enfans, sont la manne, la rhubarbe, le sirop de chicorée composé, le séné, le jalap, l'iris de Florence, les fleurs de pêcher et le calomelas ou la panachée mercurielle, dont on fera un article à part.

» J'ai déjà indiqué la nécessité de purger l'enfant immédiatement après sa naissance. L'on voit ici pourquoi j'ai recommandé de délayer dans deux ou trois cuillerées d'eau, le sirop de chicorée, qui est composé de rhubarbe.

» Je prescris assez fréquemment de donner aux enfans de l'eau de manne, et on en donne de temps en temps une cuillerée à l'enfant. Mais lorsqu'on a besoin d'agir un peu plus énergiquement, on leur donne l'infusion à froid d'un peu de séné dans le mucilage sucré d'une décoction de raisins de Corinthe ou de pruneaux desséchés. D'autres fois on leur donne un peu de sirop d'ipécacuanha; d'autres fois, une infusion d'un gros d'iris de Florence; mais les fleurs de pêcher, l'iris de Florence ou le jalap, ont quelque chose d'acre et de stimulant qu'il faut empâter, et l'on ne doit les donner que quand il y a indication de faire un peu plus que de balayer le canal intestinal, et avec des mucilages.

» Le thym, la sauge et le serpolet, peuvent être unis à des corps gras pour en faire souvent des frictions corroborantes sur tout le corps de l'enfant.

» On a dû voir que je conseille souvent dans le cours de mon ouvrage, pour les enfans, à l'intérieur, de petites cuillerées d'eau aromatique distillée. Je leur donne quelquefois le soir quelques grains de thériaque dans un peu d'eau de fleur d'orange; d'autres fois, un peu d'eau distillée de menthe poivrée; enfin on peut varier à l'infini l'usage de ces différentes eaux, tant à l'intérieur qu'à l'extérieur ; et par ces moyens, secondés de beaucoup d'autres, on fixe, on augmente et l'on accroît la vie des enfans.

» Par ces divers aromates, diversement administrés, on fortifie la peau, les articulations, tout le système nerveux, tout le canal intestinal, et l'on empêche la génération des vers, qui sont produits par la débilité. Les antivermineux ne sont que des toniques pris dans la nature des substances terreuses, aromatiques et amères, substances très-disposées à donner l'azote, et par conséquent le principe constituant spécialement l'animalité. La génération des vers est due à un défaut d'animalisation. Les aromates contenant l'hydrogène, le carbone, l'électrique et tous les autres principes de la vie, et conséquemment ceux de l'animalisation, sont donc, à juste titre, les vrais spécifiques contre la génération des vers, qui est l'effet d'un défaut d'animalisation.

» On fait desfrictions sur tout le corps, et sur toutes les articulations, avec des corps gras; mais l'on doit avoir soin de choisir, de préférence, des graisses animales : nous avons vu qu'à l'époque de la dentition, c'était sur la tête, le cou et la poitrine, que les anciens faisaient des onctions grasses et chaudes, et l'on en voit la raison.

» J'ai joint à ces substances onctueuses, d'après ces principes, les castoréum, l'huile animale rectifiée, appelée huile de Dieppel; j'emploie des aromates plus ou moins recherchés, plus ou moins communs avec ces graisses animales ; et par ces moyens, j'ai triomphé avec rapidité du marasme et des altérations de la lymphe.

» J'ai vu dans les campagnes, lors du nouage des enfans, faire fondre du beurre frais, y jeter du thym, de la mélisse et du serpolet écrasé, frotter les articulations avec ce remède, et envelopper avec le marc les articulations (1). »

SIROP DU DOCTEUR DESESSARTS,

CONTRE LA TOUX DES ENFANS.

Ipécacuanha. . . . . 1 once.
Séné mondé. . . . . 3 onces.

Faites macérer pendant deux heures dans vingt-quatre onces de vin blanc ; décantez, filtrez la liqueur et conservez-la séparément.

Ajoutez au résidu :

Sulfate de magnésie. . . . . 3 onces.
Sommités de serpolet. . . . . 1 once.
Fleurs de coquelicot. . . . . 4 onces.
Eau bouillante. . . . . 6 livres.

Laissez infuser pendant quatre heures ; décantez, filtrez la liqueur, à laquelle vous ajouterez :

Eau de fleurs d'oranger. . . . . . . 24 onces.
Sucre blanc concassé. . . . . 15 livres.

---

(1) *Allaitement Maternel*, par Alphonse Leroi.

Et le vin blanc de la macération. . .

Mêlez, et faite fondre à froid.

La dose est d'une once à deux.

SIROP PECTORAL POUR LA COQUELUCHE.

Oximel Scillitique. . . . . 1 once ½.
Sirop d'ipécacuanha. . . . . 2 onces.
Sirop diacode. . . . . 2 onces.
Sirop de fleurs d'oranger. . . . . . . 4 gros.

On prend ce sirop à la dose de deux cuillerées à bouche, d'heure en heure, dans une tasse d'infusion des quatre fleurs pectorales.

TARTRE STIBIÉ; ANTIMOINE DIAPHORÉTIQUE.

Lorsque l'ipécacuanha paraît un remède encore insuffisant, on peut employer pour les enfans l'émétique à très-petite dose : ainsi, par exemple, dans une once d'eau distillée de fleurs d'orange, mêlée à une ou deux onces d'eau simple, on dissout un demi-grain de tartre stibié, on ajoute du sucre, et on en donne de temps en temps, de deux heures en deux heures, une petite cuillerée à café de cette potion. Ce remède fait couler la bile et paraît agir plus profondément et plus rapidement dans l'économie que l'ipécacuanha.

On emploie le tartre stibié, l'émétique, ou le vin antimonié, ou l'émétique dissous dans l'eau avec les yeux d'écrevisse, les préparations différentes du même minéral ou des degrés différens d'action dans l'économie. Chez le peuple anglais, dont les enfans sont très-disposés au viru sécrouelleux, et aux effets de leur civilisation et de leur climat, on emploie fréquemment pour les enfans ces différentes préparations antimoniales, on s'en sert même comme vermifuges.

SIROP DU DOCTEUR GARDANNE,

CONTRE LA TOUX.

Ipécacuanha concassé. . . . . 5 gros 24 grains.
Vin blanc. . . . . 1 livre.

Laissez infuser pendant un quart d'heure ; ajoutez :

Séné. . . . . 4 onces.

Continuez l'infusion pendant deux heures ; ajoutez :

Serpolet. . . . . 6 gros.
Écorce d'orange amère. . . . . 5 gros 24 grains.
Sel végétal. . . . . 4 onces.
Eau bouillante. . . . . 4 livres.

Laissez infuser pendant quatre heures ; passez et ajoutez :

Sirop de guimauve. . . . . 2 livres.
Eau de fleurs d'orange. . . . . 12 onces

Ce sirop se donne aux enfans, à la dose de deux cuillerées à café par jour ; la première une heure avant déjeûner, la seconde une heure avant le dîner.

TEINTURE ANISÉE DU DOCTEUR ALIBERT.

Poudre d'ipécacuanha. . . . .

Faites digérer dans quatre onces d'esprit d'anis.

On ajoute parfois un peu de sucre.

La dose de cette teintre est d'une ou deux onces dans les rhumes.

Elle est très-convenable pour les enfans, parce que le parfum qui l'accompagne masque le mauvais goût de l'ipécacuanha.

FIN.

TABLE.

10

FIN DE LA TABLE.

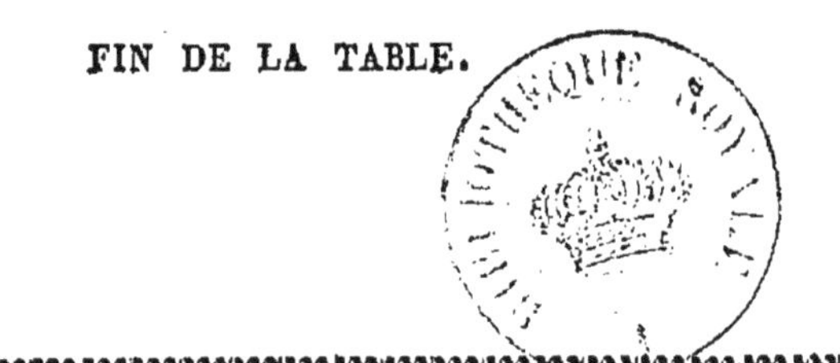

ERRATUM.

Page 4, ligne 20, Par leur intrépidité plus que le mâle, *lisez :* Plus que mâle.

www.ingramcontent.com/pod-product-compliance
Ingram Content Group UK Ltd.
Pitfield, Milton Keynes, MK11 3LW, UK
UKHW020134220726
13923UKWH00001B/166